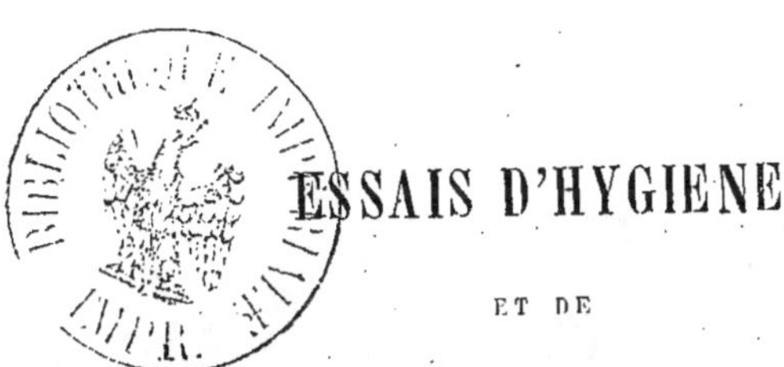

ESSAIS D'HYGIENE

ET DE

THÉRAPEUTIQUE

MILITAIRES

PARIS. — IMP. SIMON RAÇON ET COMP., RUE D'ERFURTH, 1.

ESSAIS D'HYGIÈNE

ET DE

THÉRAPEUTIQUE

MILITAIRES

PRÉSENTÉS

A LA COMMISSION SANITAIRE DES ÉTATS-UNIS

ANNOTÉS ET PUBLIÉS EN FRANÇAIS

PAR

THOMAS W. EVANS

Auteur de la Commission sanitaire des États-Unis, son origine, son organisation et ses résultats

DOCTEUR EN MÉDECINE

Chirurgien-Dentiste de LL. MM. l'Empereur des Français et de l'Empereur de Russie
Chevalier de la Légion d'honneur, Commandeur des Ordres de Sainte-Anne et de Saint-Stanislas de Russie
Commandeur des Ordres de l'Osmanié et du Medjidié de Turquie
Officier des Ordres de l'Aigle-Rouge de Prusse, de la Couronne de Chêne de Hollande
et de Saint-Michel de Bavière
Membre des Ordres des Saints-Maurice-et-Lazare d'Italie, de Zingerine de Bade
du Saint-Sauveur de Grèce, de Pierre d'Oldenbourg, etc.

PARIS

VICTOR MASSON ET FILS, LIBRAIRES-ÉDITEURS

PLACE DE L'ÉCOLE-DE-MÉDECINE

1865

PRÉFACE

Maintenant que la guerre civile est terminée aux États-Unis et que la république est sortie victorieuse des rudes épreuves qu'elle a soutenues, on reconnaît, mieux peut-être qu'au sein même de la lutte, la grandeur de l'œuvre accomplie par la Commission sanitaire. Œuvre admirable, dont le souvenir restera dans la mémoire du peuple américain.

Dans notre récent ouvrage sur la Commission sanitaire[1], nous avions rangé parmi les choses utiles et fécondes qu'elle avait réalisées,

[1] *La commission sanitaire des États-Unis, son origine, son organisation et ses résultats*, par Thomas W. Evans, docteur en médecine. — Paris, chez E. Dentu.

la publication d'une série de traités et de rapports que, sur son invitation, plusieurs médecins des plus célèbres s'étaient empressés de lui préparer. En demandant le concours d'hommes dont elle connaissait l'inaltérable dévouement, la Commission agissait sous l'impulsion d'une pensée excellente : elle voulait mettre les médecins de l'armée en possession de travaux dans lesquels se trouveraient résumées d'une manière concise et par des autorités compétentes, les vues des plus notables praticiens modernes sur l'hygiène et la thérapeutique militaires, sur la nature des maladies qui éclatent habituellement dans les armées, et enfin, sur les moyens de combattre efficacement ces maladies.

En mettant de nouveau en relief le zèle de la Commission sanitaire, nous ne voudrions pas omettre de dire que si, durant la guerre civile, le département médical de l'armée n'a pas toujours réussi à organiser le service de santé d'une manière entièrement satisfaisante, c'est qu'il s'est trouvé parfois en présence de graves difficultés. Nul doute que sous l'habile direction de son chef actuel, le chirurgien général Banes, il ne prenne l'initiative de grandes et durables réformes.

On est unanime, aux Éttas-Unis, pour admettre que les monographies médicales, publiées par la Commission sanitaire, ont puissamment contribué à faire connaître les vrais principes sur lesquels reposent l'hygiène et la thérapeutique militaires.

Toutefois, ce fait, quelque important qu'il soit, ne suffit point pour expliquer la grande popularité dont jouissent ces publications aussi bien en Angleterre qu'aux États-Unis. Nous croyons qu'elles y ont reçu un accueil favorable, parce qu'elles contiennent un nombre considérable d'observations intéresssantes, d'expériences nouvelles et de renseignements utiles [1].

Quel est, par exemple, le médecin, quel est l'officier supérieur qui ne lirait pas avec intérêt le mémoire du docteur Hammond sur

[1] Dans le but de propager les vues développées dans ces traités, le docteur Hammond a fait un recueil qu'il a publié en un beau volume.

les causes et sur le traitement du scorbut ?
D'autre part, le consciencieux travail du docteur van Buren sur les propriétés prophylactiques de la quinine, et celui de MM. Smith et
Stillé sur la vaccination, contiennent une foule
de faits nouveaux et concluants. Il en est de
même du traité sur la fièvre jaune et de tous
les autres mémoires contenus dans le présent
volume. Le lecteur y trouvera un grand nombre d'observations et d'expériences peu connues en Europe, et qui sont pourtant bien dignes de fixer l'attention de tous ceux qui ne
contemplent pas avec indifférence les maux
dont souffre l'humanité.

Nous offrons aujourd'hui au public la traduc-
tion d'un certain nombre des travaux publiés
par la Commission sanitaire. Tout nous fait
espérer que notre livre trouvera un accueil
sympathique, et nous aimons à penser qu'il
pourra produire quelque bien.

THOMAS W. EVANS,
docteur en médecine.

Paris, août 1865.

HYGIÈNE

ET

THÉRAPEUTIQUE MILITAIRES

PAR

WILLIAM H. VAN BUREN

HYGIÈNE

ET

THÉRAPEUTIQUE MILITAIRES

———

Les fonctions du chirurgien militaire entraînent une immense responsabilité, car de la manière habile et consciencieuse dont elles sont exercées dépend en grande partie le bon succès des opérations militaires.

Le poëte avait une vue juste, quoique étroite, de l'utilité du médecin de l'armée, lorsqu'il disait qu'un médecin habile à guérir les blessures servait mieux la république que des troupes nombreuses.

Le corps médical de l'armée s'occupe principalement de l'hygiène et de la thérapeutique militaires. De ces deux branches de la science, c'est la dernière qui semble le plus vivement intéresser le public, et

néanmoins dans la pratique l'hygiène a une importance majeure. En consultant les ouvrages de statistique, on se convaincra facilement que les maladies
provenant de conditions hygiéniques défavorables
enlèvent un plus grand nombre de soldats que les
blessures faites par l'ennemi. Ni le carnage de
Waterloo, ni celui de Solferino, n'ont produit des effets aussi désastreux que certaines maladies pestilen-
tielles qui viennent parfois décimer les plus belles
armées. Peu d'exemples suffiront pour faire com-
prendre la formidable puissance de ces fléaux.

David Stewart nous apprend que pendant un séjour de quatre mois seulement à la Jamaïque, le 92ᵉ
régiment perdit plus d'officiers et de soldats par les
influences climatériques, qu'il n'en avait perdu par
la main de l'ennemi durant une guerre active de
vingt-deux années, et après que ce régiment eut
pris part à vingt-six combats.

James Mac-Gregor a fait une excellente étude sur
les maladies observées en 1812, 1813 et 1814 dans
l'armée anglaise de la Péninsule. Il dit que sur
68,894 cas de fièvre, il y eut 6,703 décès ; et que
sur 7,526 hommes atteints de dyssenterie, 4,717
succombèrent.

« Les troupes campées dans le Beveland et dans
l'île de Walcheren étaient tellement éprouvées par
la maladie, dit John Pringle, qu'il y avait des batail-
lons qui ne comptaient pas même cent hommes en

mesure de faire leur service ; ce qui était à peine la septième partie d'un bataillon au complet. »

Dans le travail qu'il a fait sur des documents fournis par l'état-major, M. Edmond fait observer que dans l'armée de la Péninsule, composée de 64,227 hommes, soldats et officiers, la mortalité était de 10 pour 100 parmi les officiers et de 16 pour 100 parmi les soldats. Il ajoute que pendant ce même laps de temps, du 25 décembre 1810 au 25 mai 1815, le nombre des malades était constamment de 22 pour 100.

La commission sanitaire que l'Angleterre envoya en Orient sur le théâtre de la guerre constate, dans son rapport, que pendant la première semaine du mois d'avril 1856 le nombre des blessés et des malades était de 124 par 1,000 hommes ; ce qui était à peu près la huitième partie de l'armée. Les blessés y figuraient pour 5 pour 100 seulement. L'armée comptait 31,610 hommes. Après l'attaque du Grand-Redan, le chiffre des blessés entrait pour 40 pour 100 dans le nombre total des patients ; les autres étaient atteints de maladie. Pendant dix semaines on reçu dans les divers hôpitaux 5,858 blessés, et les décès par suite de blessures furent de 556. Durant cette même période on y reçut 18,658 malades, soit 49 pour 100 du chiffre total de l'armée, et l'on compta 1,509 décès par suite de maladies.

En parlant des opérations dans la Dobroudja

M. Bazancourt, dans son *Histoire de l'expédition de Crimée*, raconte que le général Yousouf avait eu l'intention de surprendre le corps de troupes qui se trouvait dans les environs de Babadagh. Mais lorsque, vers les six heures du soir, l'ordre de partir fut donné, 500 hommes étaient couchés sur le sol, sans pouvoir se relever : le choléra avait éclaté au sein de la colonne expéditionnaire, avec la rapidité de la foudre. A huit heures 150 hommes étaient morts et 550 étaient mourants. Le fléau ayant continué ses ravages, on dut abandonner l'expédition de la Dobroudja.

Le chiffre total des officiers et des soldats que le gouvernement français expédia en Orient durant les deux années de la guerre s'éleva à 309,268 hommes. Environ 200,000 hommes ont été reçus dans les ambulances et dans les hôpitaux ; sur ce nombre on compte 50,000 blessés et 150,000 malades.

Les médecins de l'armée française avaient pensé qu'il y aurait eu environ 10 pour 100 de l'effectif constamment en traitement, et ils avaient pris leurs mesures en conséquence. C'est ainsi qu'à l'époque où le nombre de leurs troupes s'élevait à 40,000 hommes seulement, ils s'étaient arrangés pour recevoir 5,000 malades. A Varna et dans la Dobroudja, plus de 8,000 Français furent mis hors de combat par le choléra. Vers la fin du premier hiver que l'on passa en Crimée, il y eut 5,000 cas de scorbut dans l'armée

française : on en comptait 100 dans chaque ancien
régiment et 25 dans chaque nouveau. A ce moment
les plaies étaient généralement d'un mauvais aspect;
les granulations en étaient flasques et molles, et des
cas de gangrène furent fréquemment observés. Au
mois de juin 1855 il y eut 4,000 cas de choléra, et
l'on reçut dans les ambulances environ 6,000 blessés.

Un labeur incessant et exagéré avait fortement
ébranlé la santé des médecins, dont un tiers environ
étaient alités. Le jour de la bataille du pont de Traktir, les chirurgiens français pratiquèrent 500 résections et amputations. Ils durent franchir de grands
espaces pour se rendre sur le lieu de l'action; toute
la journée ils restèrent exposés à l'ardeur du soleil,
pansant les plaies, relevant les blessés, et ils ne re-
tournèrent aux ambulances que pour y continuer,
jusqu'à minuit, des opérations urgentes.

La tour de Malakoff fut enlevée au mois de
septembre, après un siége de 316 jours et après
de nombreux combats dans les tranchées. On avait
employé un million de sacs de terre et 80,000 ga-
bions. On avait tiré 600,000 coups de canon et l'on
avait ouvert vingt lieues de tranchées. Après l'as-
saut, les chirurgiens français eurent à soigner
5,000 blessés, parmi lesquels se trouvaient bon nombre de Russes. A ce moment le nombre total des
malades dans les ambulances françaises était de
10,520. Dans une division, il n'y avait que trois

chirurgiens et un pharmacien pour soigner 900 malades.

Après l'action de la Tschernaïa, 2,474 blessés,
dont 810 Français et 1,664 Russes, furent confiés aux
soins des chirurgiens français.

En décembre 1855, la fièvre typhoïde se montra dans les rangs de l'armée. Pendant ce mois,
754 hommes en furent atteints, et 1,525 en janvier; on compta 787 décès durant ces deux mois.
En février, il y eut 5,402 cas de typhus, dont ,455
se terminèrent d'une manière funeste. La fièvre attaquait surtout les hommes qui avaient déjà été
atteints d'autres maladies. On eût dit que toutes les
autres affections se transformaient en cet épouvan-
table fléau. Soixante-quinze médecins français eurent
la fièvre typhoïde; trente et un succombèrent. Scrive
dit avec raison que les pertes occasionnées par les batailles les plus meurtrières n'atteignent pas au quart
des pertes que les maladies font subir à une armée.

Dans son exposé de l'état sanitaire de l'armée en
février 1856, Scrive fait observer que les régiments
n'étaient pas éprouvés tous d'une manière égale. Le
nombre des malades dépendait de l'énergie des causes
déterminantes. Il y avait peu de malades dans le
17ᵉ bataillon de chasseurs — 10 hommes sur 450.
Ce bataillon avait des baraques d'une hauteur
convenable; le sol était pavé soigneusement; chaque
homme avait un lit à trente centimètres environ du

sol. Une propreté extrême régnait partout. On y suivait un excellent régime, et jamais on ne manqua de légumes. Les chasseurs formaient un corps d'élite: en hommes intelligents, ils avaient choisi pour placer leur campement un lieu très-sain et très-avantageux. Le 85ᵉ régiment était le plus éprouvé : il comptait 200 malades. Ce régiment, mal abrité, se trouvait exposé à toutes les influences pernicieuses. Durant le mois de février 1856, on ne constata pas un seul cas de maladie parmi les officiers de l'armée : ils étaient mieux logés et mieux nourris que les soldats.

Sur les 309,268 hommes envoyés en Orient, on en perdit 69,229. Environ 7,500 hommes furent tués sur le champ de bataille; 11,000 hommes furent enlevés par le choléra et 17,515 par la fièvre typhoïde. On compta 19,339 cas de diarrhée et 6,205 cas de dyssenterie. Le scorbut sévit durant l'hiver, et pendant les grandes chaleurs de l'été; mais il disparut presque entièrement pendant l'automne et le printemps. Scrive dit que la vraie cause du scorbut, c'est l'absence de légumes frais. Il ajoute que le scorbut et le typhus peuvent être provoqués à volonté.

Un grand nombre de soldats français succombèrent sous l'action du froid. C'étaient, pour la plupart, des hommes adonnés à la boisson. Parmi les blessés un sur cinq mourait sur le champ de bataille même ; la proportion fut la même dans les trois batailles de l'Alma, d'Inkermann et de Traktir. Un blessé sur six était amputé. Pendant les six premières semaines du siége, la santé des troupes était bonne, et la cicatrisation des plaies suivait son cours régulier ; mais plus tard les blessures ne se fermaient plus si facilement.

Des faits qui précèdent, il résulte que la vie du soldat est beaucoup plus compromise par des maladies que par des blessures. Aussi le premier devoir du chirurgien militaire, c'est de bien connaître les vrais principes de l'hygiène, et d'employer toute son influence et tout son savoir à conserver la santé et à relever les forces du soldat confié à ses soins.

Votre Comité se propose de s'étendre sur quelques points essentiels de l'hygiène militaire.

I

DU CHOIX D'UN EMPLACEMENT POUR LE CAMP.

Il est de la plus haute importance d'éviter de placer le campement dans un district marécageux. Le terrain doit être sec, quelque peu élevé et offrir une pente assez rapide pour que l'eau de pluie puisse s'écouler facilement. Il est indispensable qu'il y ait à proximité du camp de l'eau en abondance et du combustible en quantité suffisante. Le manque d'eau est un véritable malheur dans un camp. Lorsque, après la bataille de l'Alma, les Français campèrent près du village de Mackenzie, ils n'eurent à leur disposition que deux ou trois puits qui ne purent suffire aux besoins de l'armée. Les soldats appelèrent ce campement « le camp de la soif. » Ils endurèrent de grandes souffrances.

Lorsqu'on assoit le camp sur les bords d'une rivière, on doit songer à le mettre à l'abri de ces soudaines inondations qui succèdent aux orages ou à la fonte des neiges. Lorsque pour des motifs militaires on est forcé de camper dans le voisinage de grands marais, on a soin de placer le camp entre les marais et le point d'où souffle le vent habituellement, afin que l'air, en circulant, puisse emporter les émanations paludéennes. Lorsque les soldats se trouvent exposés sans abri au froid et à l'humidité, on atténue les effets pernicieux qui pourraient en résulter, en allumant de grands feux. Dans les contrées où l'air est imprégné de miasmes, on fera bien d'ordonner l'usage du sulfate de quinine, dont chaque soldat prendra 16 ou même 50 centigrammes par jour, selon la gravité et l'intensité des influences miasmatiques. Cette dose peut être prise en une seule fois au moment de se coucher.

II

CONSTRUCTION ET DISPOSITION DES TENTES ET DES BARAQUES
DESTINÉES A ABRITER LE SOLDAT.

La tente du soldat doit être faite de grosse toile,
d'un tissu très-serré, afin qu'elle soit absolument
imperméable. Le sol sur lequel se couche le soldat
doit être recouvert de planches ; à défaut de celles-ci
on emploiera de la paille, ou des branches de sapin ;
on peut aussi se servir d'une étoffe de caoutchouc afin
d'empêcher l'humidité du sol de pénétrer. Dans les
grandes chaleurs, lorsqu'il n'y a point d'arbres qui
donnent de l'ombre, on recouvrira la tente d'une
seconde toile, afin d'atténuer l'ardeur du soleil. On
doit aussi ménager des ouvertures à la partie supérieure de la tente pour laisser s'exhaler les vapeurs méphitiques que la chaleur engendre.

Il est utile d'avoir toujours un grand nombre de
tentes à sa disposition, afin de ne loger sous une
même tente qu'un fort petit nombre de soldats. Si
les circonstances exigeaient néanmoins un certain
encombrement, on obvierait quelque peu à cet inconvénient en augmentant considérablement la ventilation dans l'intérieur de la tente. On ne devrait
pas laisser les tentes dans la même position plusieurs

jours de suite, parce que le sol qu'elles recouvrent
s'imprègne des émanations du corps, et finit par vi-
cier l'air. Quand il fait beau, on doit enlever les
tentes le matin et les dresser de nouveau dans
l'après-midi. Chaque fois que le temps le permet, le
linge et la literie doivent être exposés à l'air. Il
convient de laisser entre les tentes un espace assez grand pour que l'air puisse circuler librement.
Lorsque les tentes ont été transportées dans un
autre endroit, à moins qu'il ne s'agisse d'une distance considérable, on doit assainir le sol d'où on
les enlève, en y jetant une grande quantité de charbon
de bois, de la chaux ou tout autre agent de désinfec-
tion. Lorsque les circonstances ne permettent pas de
déplacer les tentes, on doit assainir le sol au moyen
de ces mêmes substances. En Crimée, les médecins
de l'armée française se servaient volontiers du sulfate
de fer comme agent désinfecteur. Il était dissous
dans quinze fois son poids d'eau. Trois litres de cette
solution suffisaient pour désinfecter un mètre carré
de terrain.

Lorsque les soldats font des marches forcées et
que les moyens rapides de transport font défaut, ce
qui arrive fréquemment en pareille occurrence, mieux
vaut se passser de tentes et coucher en plein air;
parce qu'on peut alors transporter une plus grande
quantité de vivres, de vêtements, de couvertures et
d'autres objets qui sont, plus que des tentes, in-

dispensables à la santé et au bien-être du soldat.

Lorsqu'une armée campe en hiver, il convient de loger les soldats dans des baraques, parce qu'elles offrent un meilleur abri que les tentes. Une bonne ventilation est alors indispensable. A cet effet il faut pratiquer des ouvertures sur les côtés et à la partie supérieure des baraques. Le rebord du toit devrait être très-large, afin qu'il pût donner de l'ombre et empêcher en même temps la pluie et la neige de pénétrer dans les ouvertures destinées à la ventilation. Il est bon que l'intérieur et l'extérieur des baraques soient blanchis avec de la chaux. On doit veiller à ce que l'eau ne s'amasse pas autour des tentes ou des baraques. Si le terrain n'a pas une pente suffisante pour l'écoulement des eaux, on obvie à ce grave inconvénient en faisant de nombreuses rigoles et en ouvrant des tranchées. Lorsque l'on dresse un camp avec l'intention de séjourner longtemps dans le même endroit et que le sol est humide, on a soin de faire paver l'espace qui sépare entre elles les tentes ou les baraques.

III

DES EXCRÉMENTS ET DES IMMONDICES.

On ne doit pas négliger de faire des fosses ou des puisards, qu'on établit à une distance de deux cents

mètres au moins du camp, et du côté opposé à celui
d'où souffle habituellement le vent. Ces puisards
doivent avoir une profondeur de quatre mètres environ, et le fond doit être recouvert d'une couche de
charbon végétal. Chaque jour on jette dans ces
puisards les ordures qui ne peuvent être consumées
par le feu ; on les recouvre ensuite de charbon et
d'une mince couche de terre. Lorsque ces matières
arrivent à 50 centimètres du bord de la fosse, on
comble celle-ci en y jetant du charbon et de la terre
jusqu'à ce que cet endroit s'élève un peu au-dessus
du sol. Il faut éviter d'établir des fosses dans le voisinage d'une source dont on boit l'eau. Les animaux
morts et en général tous les objets qui blessent
l'odorat devraient être immédiatement enfouis à
une profondeur considérable. On aurait soin de
recouvrir ces objets d'une couche de charbon avant
de combler la fosse. Il faut prendre la même précaution en enterrant les hommes. Après un engagement important, il faut placer les morts dans des
tranchées de deux à trois mètres de profondeur.
Lorsqu'une odeur désagréable émane du sol par
suite de la décomposition des corps, il faut se hâter
de recouvrir le sol de substances désinfectantes.
En Crimée, les officiers de santé de l'armée anglaise
proposèrent à cet effet un composé de charbon pulvérisé, de chaux vive et de sable. M. Scrive, l'inspecteur du service de santé de l'armée française, re-

commanda de son côté l'emploi d'une solution de chlorure de chaux. Parfois il conseillait aussi d'employer une solution de sulfate de fer. Il recommandait surtout que l'on recouvrît le corps des hommes et des animaux d'une épaisse couche de chaux après les avoir enterrés dans des tranchées d'une profondeur convenable.

IV

VÊTEMENTS.

La flanelle doit être portée sur la peau même.

On donnera aux hommes des vêtements qui soient assez légers et surtout assez amples pour ne point entraver le mouvement des muscles. Chaque soldat doit être muni de deux couvertures. Le linge devrait être lavé aussi souvent que les circonstances le permettent. Il est essentiel de le faire bien sécher avant de s'en servir. Du 1er octobre jusqu'à la fin de mai, le soldat doit avoir à sa disposition un gros manteau ou tout autre vêtement de ce genre. Ses pieds doivent être protégés par des bas et de fortes chaussures à larges semelles. Les talons doivent en être peu élevés, et l'on doit veiller à ce que le soulier chausse le pied d'une manière parfaite; car il est indispensable que le soldat ne souffre pas

du pied en marchant. S'il y survenait la moindre
plaie, notamment au talon, on se hâtera de la
recouvrir d'un taffetas agglutinatif : pour avoir dé-
daigné cette simple mesure de précaution plus d'un
soldat, devenu invalide, est tombé entre les mains de
l'ennemi, et a perdu la vie lorsqu'il avait affaire à des
barbares. Dans les grandes chaleurs il convient de
protéger la tête du soldat au moyen de chapeaux
de paille à larges bords [1].

V

APPROVISIONNEMENTS. — PRÉPARATION DES ALIMENTS.

Ces deux points sont de la plus haute importance :
la santé du soldat et le moral même de l'armée en
dépendent ; si on les négligeait, il pourrait en résulter de grands désastres. Il ne suffit pas qu'il y ait
abondamment de vivres, mais il convient aussi qu'ils
soient de bonne qualité et de nature à pouvoir être préparés promptement et sans difficulté. On peut faire
alterner le biscuit avec du pain tendre, en ayant soin

---

[1] Le docteur Hammond pense qu'on devrait abolir l'usage des
vêtements en caoutchouc, parce qu'ils font plus de mal que de bien,
en empêchant les exhalaisons cutanées de se répandre dans l'air. —
EVANS.

que le pain soit de bonne qualité. Du beurre et du
fromage, ainsi que du thé ou du café, devraient faire
partie du déjeuner et du souper. Il faut donner aux
hommes le café tout brûlé et moulu, afin qu'ils puissent le préparer aussitôt. Ils ne devraient pas manquer de sucre et de lait. Lorsqu'on ne peut avoir du
lait frais en quantité suffisante, il faut le remplacer
par des tablettes de lait. Autant que possible, le
soldat doit avoir pour son dîner de la viande et des
légumes. Il faut éviter de lui donner trop souvent de
la viande salée ; la viande fraîche est pour lui une
nourriture excellente. A la viande il convient d'a-
jouter des légumes verts ; c'est là un bon préservatif
contre le scorbut. Une foule de plantes qui croissent
dans les champs et au bord des chemins peuvent être
employées, quand on n'a pas d'autres légumes. C'est
ainsi que les soldats français tirèrent avantage de l'u-
sage du pissenlit, qu'ils mangeaient en salade. On
doit aussi se procurer des fruits, soit frais, soit secs.
Quand on ne peut pas avoir de légumes verts, on les
remplace par des légumes séchés dans l'air raréfié ;
mais ceux-ci ne donnent pas des résultats aussi satisfaisants. Il n'y a aucune raison valable pour que,
dans les circonstances ordinaires, le soldat ne soit
pas nourri aussi bien que le travailleur qui reste
au foyer. Il serait désirable qu'il y eût au moins un
bon cuisinier dans chaque compagnie ; car la salubrité des aliments dépend aussi de la manière dont

ils sont préparés. On assure que le général Scott disait souvent qu'un soldat qui ne savait pas faire du pain n'était pas digne de devenir capitaine. Il faut qu'il y ait toujours ample provision d'eau, soit pour boire, soit pour cuire les aliments ; c'est d'une importance majeure. On devrait munir chaque régiment d'un de ces appareils au moyen desquels l'eau de l'Océan peut être purifiée. De cette manière on pourrait remplacer avec avantage l'eau impure et malsaine que le soldat est obligé de boire, par de l'eau distillée qu'on aurait soin d'agiter, afin d'y mêler une quantité suffisante d'air. Il faut éviter d'abuser des boissons alcooliques ; il est même préférable que les jeunes soldats s'en abstiennent complétement, à moins qu'elles ne soient ordonnées par le médecin.

On ne saurait douter un seul instant que la santé des troupes n'ait été souvent profondément altérée, et qu'un grand nombre d'excellents soldats n'aient perdu la vie, par suite d'un approvisionnement insuffisant de vivres, ou de la mauvaise qualité des aliments qu'on leur avait distribués. Quelques-uns des faits que l'on pourrait citer à l'appui doivent être imputés à quelque erreur commise au quartier général ; d'autres à la négligence ou à l'ignorance des intendants militaires ; d'autres enfin à la mauvaise foi des contractants, qui ont pratiqué le meurtre sur une grande échelle en privant l'armée de vivres qu'ils s'étaient engagés à lui fournir et pour lesquels ils avaient reçu une ample rémunération. Il est probable que l'armée autrichienne a été défaite à Solferino à la suite d'un régime alimentaire insuffisant. Les soldats étaient exténués. Le chef de l'intendance militaire s'était approprié les fonds qu'on lui avait confiés pour l'achat des vivres de l'armée[1].

Les rations doivent être distribuées quotidiennement. Lorsqu'on en distribue pour plusieurs jours à la fois, le plus souvent le soldat consomme trop de vivres au commencement; sa nourriture devient ensuite insuffisante, et il finit par souffrir de la faim ou par manger des choses malsaines. M. Scrive pense que les biscuits devraient être plus minces et moins durs qu'on ne les fait ordinairement. Épais et durs comme ils sont, ils irritent et blessent les gencives. Quand il y a impossibilité absolue de se procurer de la viande fraîche, on doit faire usage de viandes et de soupes conservées.

La viande salée ne doit pas être la nourriture habituelle du soldat. On doit s'en abstenir surtout dans les expéditions lointaines; elle se corrompt facilement.

Les biscuits de viande de Borden sont à recom-

[1] On se rappelle qu'après la guerre d'Italie le général Eymatten et le ministre de Bruck se suicidèrent. On les accusait d'avoir pris part aux manœuvres auxquelles l'auteur fait allusion. Il est juste d'ajouter que l'enquête à laquelle on s'est livré depuis a innocenté ces deux hommes, qui ont préféré la mort au déshonneur d'une accusation flétrissante. — EVANS.

mander, lorsque la viande fraîche fait défaut.
Lorsque, après un long usage de viandes salées ou fu-
mées, les soldats reçoivent d'abondantes rations de
viande fraîche, ils sont exposés à des attaques de
dyssenterie dont l'issue est parfois funeste. En pareille circonstance on doit, par conséquent, avoir la
précaution de ne distribuer d'abord que fort peu
de viande fraîche, et d'augmenter les rations graduellement, à mesure que les soldats s'habituent au
nouveau régime.

La dyssenterie qui se manifeste dans les circonstances que nous venons d'indiquer peut être combattue avec succès par des purgations de sulfate de
magnésie. C'est là un fait constaté par le docteur
Howit, chirurgien de l'armée des États-Unis.

VI

MOYENS DE CONSERVER LA SANTÉ DU SOLDAT.

Autant que le permettent les circonstances, on
doit éviter tout labeur excessif et consacrer au sommeil un nombre d'heures suffisant. Il est indubitable que la violation de cette règle a été une des causes
principales de la grande mortalité parmi les troupes

engagées dans la guerre de Crimée. Toutefois, il convient d'ajouter qu'observer la règle que nous venons de donner était alors chose difficile. Les soldats étaient employés sans cesse à des travaux fatigants. On ne leur accordait pas même le temps nécessaire pour dormir, et ils étaient constamment exposés aux intempéries.

Quand il y a des travaux considérables à exécuter, mieux vaut employer des laboureurs et des ouvriers, que d'imposer aux soldats un trop grand labeur.

Il convient aussi d'examiner comment doit s'effectuer le transport des objets nécessaires au médecin-chirurgien, et comment il doit traiter le soldat pendant les opérations militaires.

Durant une marche forcée, pendant un siége opiniâtre, aussi bien que pendant l'action, le chirurgien est appelé à soigner rapidement un très-grand nombre de soldats malades ou blessés. Il n'a pas le temps de réfléchir avec calme, ou de prendre soigneusement toutes ses dispositions. Il doit avoir toujours sous la main les médicaments peu nombreux, les instruments et les accessoires dont il a besoin. Il faut donc qu'il ait toujours soin de se munir des objets les plus indispensables pour soigner des blessés et des malades. Tout article encombrant et pesant doit être écarté de son bagage, à cause de la difficulté qu'on éprouve à le transporter. Pour transporter ses appareils, le chirurgien fera bien de se servir d'une petite carriole. Lorsque la nature du terrain ne permet pas l'emploi d'une voiture, on se sert de deux paniers qu'on place sur le dos d'un cheval ou d'un mulet. Les paniers ne devraient pas peser plus de 100 kilogrammes.

Le chirurgien doit être muni de tréphines et d'instruments pour faire des amputations; il doit également avoir sous la main des bistouris, des scalpels, des lancettes, ainsi qu'une cave portative contenant du vin, de l'eau-de-vie et de l'eau, afin de pouvoir en donner aux blessés ou aux malades. Il doit toujours porter sur lui une fiole contenant des pilules d'opium. Dans sa carriole ou dans ses paniers doivent se trouver des éponges, des bandages, des ligatures, des cuvettes en zinc, des bougies, des mèches, une pompe stomacale, des épingles, des aiguilles, etc. On doit aussi avoir une certaine quantité de substances anesthésiques et se munir d'une douzaine de tourniquets. Le chirurgien enseignera à ses aides la manière de s'en servir. Sur le champ de bataille, le chirurgien devrait toujours être accompagné d'un aide portant un havresac contenant quelques instruments et quelques médicaments des plus indispensables. Avant l'engagement on devrait adjoindre au chirurgien un certain nombre d'aides, spécialement chargés de prendre soin des blessés et de les faire transporter sur les derrières de l'armée. A cet effet, on doit avoir des brancards contenant une couchette à fond sanglé et pourvus d'anneaux dans lesquels on passe, soit de gros bâtons, soit des baïonnettes. Des ambulances[1] doivent stationner aussi près que possible du lieu de l'action, afin qu'on puisse y déposer les blessés et les transporter rapidement à l'endroit où ils doivent recevoir les soins que réclame leur état[2].

La direction du service médical de l'armée des États-Unis a adopté le règlement suivant pour le transport des malades et des blessés, et pour l'établissement des ambulances, en temps de guerre avec un ennemi civilisé :

« Pour un détachement de moins de trois compagnies, il y aura une voiture à deux roues chargée des objets nécessaires pour l'établissement d'un hôpital (d'une ambulance) ; et pour chaque compagnie une *ambulance* à deux roues[3].

---

[1] Ou plutôt des voitures. — On voit par ce passage, et par ceux qui vont suivre, qu'aux États-Unis le mot *ambulance* n'a pas la même signification qu'en France. Les Américains appellent *ambulance* une voiture affectée au transport des malades ou des blessés, tandis qu'en France l'ambulance est une espèce d'hôpital militaire. — EVANS.

[2] C'est précisément cet endroit que nous appelons ambulance. — Depuis la publication de ce travail, le congrès des États-Unis a décrété, l'organisation de compagnies d'ambulance, placées sous les ordres du chirurgien en chef. C'est une organisation à peu près identique à celle des compagnies d'ambulance de l'armée française. — EVANS.

[3] C'est-à-dire une voiture à deux roues pour le transport des blessés.

« Pour des détachements de plus de trois et de moins de cinq compagnies, deux voitures à deux roues pour le transport du matériel d'ambulance, et une voiture à blessés par compagnie.

« Pour un bataillon de cinq compagnies, cinq voitures à deux roues et une à quatre roues pour les blessés ; deux voitures à deux roues pour le transport du matériel d'ambulance. Pour chaque compagnie suppplémentaire, une voiture à deux roues en sus pour les blessés.

« Chaque régiment de dix compagnies aura, pour le transport des blessés, deux voitures à quatre roues et dix voitures à deux roues ; pour le transport du matériel, quatre voitures à deux roues.

« Des brancards portés par des chevaux seront tenus à la disposition de l'armée dans des endroits où l'emploi de voitures à deux roues serait impossible. »

D'après ce même règlement, les tentes d'ambulance auront les dimensions suivantes : « Une largeur de 14 pieds, une longueur de 15 ; au centre, une hauteur de 11 pieds ; un soubassement de 4 pieds 1/2. La poutre du comble doit être composée de deux pièces et mesurer 14 pieds lorsque les deux morceaux sont réunis. »

La direction du service médical pense qu'une pareille tente pourrait abriter aisément huit à dix patients. Toutefois il nous semble évident que l'espace accordé à chaque malade est insuffisant, puisqu'il n'est que de 160 pieds cubes environ.

Ces hôpitaux ambulants doivent être établis aussi près que possible du champ de bataille, afin que les opérations urgentes soient faites sans aucun délai. Indépendamment de ces tentes, on doit construire pour chaque régiment des ambulances plus vastes et pouvant recevoir cinquante à cent malades. Ce sont des tentes, des baraques ou même des constructions plus solides, selon la nature des opérations et selon la saison.

De grands hôpitaux militaires doivent nécessairement être établis dans l'endroit qui sert de base d'opérations. Ces hôpitaux permanents seront toujours amplement fournis de tout ce qui est nécessaire au traitement des malades, et ils devront être assez spacieux pour recevoir tous les malades et tous les blessés que pourraient leur envoyer les ambulances de l'armée. Dans les ambulances principales, aussi bien que dans les hôpitaux fixes, on doit attribuer 800 pieds cubes d'air à chaque patient. L'espace horizontal ne devrait pas être moindre de 6 pieds carrés pour chaque malade. On transforme assez communément en hôpitaux les grands édifices publics, tels que les théâtres, les salles de concerts, les églises. Pour les adapter à leur nouvelle destination, il est parfois nécessaire d'y introduire des modifications importantes. On doit avoir soin d'établir une

bonne ventilation. Presque toujours on devra agrandir les portes et les fenêtres, surtout dans la direction verticale ; d'autres fois on pourra se borner à
pratiquer des ouvertures de 6 pouces carrés, près
du sol et près du plafond, le long du mur. Les portes
doivent être établies en face des fenêtres, afin que
l'air pénètre et circule dans la salle, chaque fois
qu'on y entre ou qu'on en sort. L'expérience a démontré qu'il est indispensable de placer la couchette
du malade à une certaine hauteur du sol. On doit se
servir de lits en fer de préférence. Il faut laisser un
espace convenable entre les lits, et les placer aussi à
quelque distance du mur. On ne devrait garder dans
les salles aucun objet inutile ; et l'on doit veiller à
ce que les croisées n'ouvrent point sur des endroits
d'où émanerait un air vicié.

Indépendamment de ces grands établissements,
on doit également transformer quelques maisons en
hôpitaux. A l'entrée de la ville surtout, on devrait
disposer quelques maisons, ou bien un certain
nombre de tentes pour recevoir provisoirement les
blessés. Après leur avoir donné les premiers soins
et les avoir munis de vêtements convenables, on les
enverrait au grand hôpital.

On veillera à ce que les lieux d'aisances et les
égouts dépendant de l'hôpital n'altèrent point la pureté de l'air. Les malades qui peuvent se lever pren-
dront leurs repas dans des appartements ou des tentes

disposés pour cet usage. Il est bon de diviser en
trois classes les salles de l'hôpital : une salle de
blessés, une salle de malades et une salle de convalescents. Chaque division de cent lits doit être placée
sous la surveillance d'un chirurgien-major et de six
aides. Les blessures graves, les fractures surtout,
seront soignées dans la salle la plus accessible. En
général, dans une même salle ne doivent être traités
que des cas de même nature. Lorsque l'usage de vin
et d'eau-de-vie est ordonné, le chirurgien doit administrer lui-même ces substances. Il est utile de
blanchir les murs fréquemment à la chaux, afin de
conserver la pureté de l'air. Les terrains adjacents
devraient être drainés; en tout cas on doit y entretenir les ruisseaux dans un état parfait de propreté.

Les ambulances sont sujettes parfois à de terribles
accidents. M. Bazancourt raconte qu'une tempête oc-
casionna de grands malheurs dans l'armée française
de Crimée, à cause de la frêle construction des ambulances. Les tentes et les baraques furent renver-
sées, et tandis que les toits, enlevés par la fureur de
la bourrasque, tourbillonnaient dans l'air et dispa-
raissaient, les poutres tombaient sur les blessés et
les malades, dont les lits étaient renversés dans les
mares d'eau qui les submergeaient. La plupart des
patients, épuisés par la maladie ou des blessures,
attendaient avec résignation ce qu'il plaisait à Dieu
de décider à leur égard.

Dans l'armée française de Crimée il y avait pour chaque 10,000 hommes une ambulance avec trois caissons contenant six mille articles pour le pansement des blessés, ainsi que dix-huit tentes avec un matériel complet. Dans les contrées impraticables pour les voitures, les articles d'ambulances étaient portés par des mulets.

Pour donner un exemple de la manière dont les blessés doivent être soignés avant et après le combat, nous résumons dans le passage qui suit les instructions que M. Scrive donnait en juin 1855 aux médecins de l'armée française.

Avant la bataille, on réunit à l'ambulance des tranchées tous les soldats non-combattants, les musiciens par exemple, ainsi que tous les infirmiers des différents services. Un ou plusieurs officiers d'administration sont chargés de faire enlever les blessés dans les tranchées et de les porter à l'ambulance. Afin d'éviter la confusion, un officier d'administration, à poste fixe dans l'ambulance, reçoit les blessés et leur assigne leur place dans un ordre déterminé à l'avance. L'inspection des blessés est faite par un ou deux chirurgiens, assistés d'un ou de deux infirmiers qui portent du linge, des bandages, etc. Un de ces hommes inscrit le nom du blessé, celui de son régiment et son numéro d'ordre. Le chirurgien décide si la blessure doit être pansée immédiatement, ou si le patient doit être transporté à l'ambulance de la division. Dans le premier cas, on panse la blessure sur le champ ; après le pansement ou après l'opération, on place le blessé sur le brancard ou dans la voiture-ambulance. Lorsque cinq ou six blessés ont été pansés on les porte à l'ambulance de la division. Quand le nombre des blessés est considérable, on s'abstient de faire des opérations, à moins qu'elles ne soient absolument indispensables. Un tiers des chirurgiens doit être occupé à examiner les blessures, et à indiquer les opérations indispensables ; les autres chirurgiens feront les opérations et les pansements ; excepté dans des cas urgents, ils suivront l'ordre d'arrivée et le rang des patients. Dans les ambulances des tranchées il y aura deux infirmiers pour chaque chirurgien occupé des pansements ; deux infirmiers pour chaque chirurgien qui examine les blessures ; l'un de ces infirmiers écrira, tandis que l'autre aidera le patient à se placer sur le brancard ; chaque opérateur sera assisté de quatre infirmiers, et enfin onze à douze infirmiers seront occupés à porter les blessés. Il est bon d'empêcher que des soldats dont l'assistance n'est point nécessaire encombrent l'ambulance ; à cet effet on placera une sentinelle à l'entrée de l'ambulance pour les empêcher d'y pénétrer. Dans l'ambulance divisionnaire deux chirurgiens doivent être chargés spécialement du soin de recevoir les blessés qui arrivent des tranchées, et d'examiner chaque blessure, afin de faire un pansement définitif lorsqu'une opération immédiate n'est pas indiquée.

Dans l'armée de Crimée les chirurgiens français avaient pour principe de retirer immédiatement des blessures les corps étrangers. Ils employaient contre les hémorrhagies le perchlorure et le persulfure de fer [1]. Au reste ils n'hésitaient pas à faire l'amputation lorsque les membres étaient gravement atteints, et les résultats qu'ils obtenaient étaient plus favorables que lorsqu'on essayait de conserver les parties atteintes. Les amputations primaires réussissaient mieux que les opérations secondaires. Scrive fait une exception à cette règle pour le cas d'amputation de l'articulation de la hanche. Les chirurgiens firent neuf amputations primaires de ce genre, et chaque fois le patient mourut quelques heures après l'opération. On fit trois amputations secondaires de la hanche; les patients survécurent à l'opération, l'un pendant cinq jours, le troisième pendant douze jours. Les résections ont toujours eu une issue fatale; excepté celles qui avaient été faites à l'extrémité supérieure [2].

---

[1] Plusieurs chirurgiens des plus distingués de l'armée de Crimée, notamment M. Raymond, ont employé avec succès la teinture-mère d'arnica. — EVANS.

[2] D'après M. Hammond il y a eu trois cas d'amputation de la hanche pendant la guerre civile aux États-Unis. Une seule a eu un plein succès; elle a été faite par M. Shippen. — EVANS.

M. Scrive fait observer qu'il était plus difficile d'employer des anesthésiques lorsque l'amputation était faite un ou deux jours après l'accident, que lorsqu'on le faisait le jour même. Voici le nombre des amputations faites par les chirurgiens français : hanche, 12 ; cuisse, 1512 ; genou, 58 ; jambe, 915 ; pied, 241 ; orteil, 220 ; épaule, 168 ; bras, 912 ; coude, avant-bras et carpe, 278 ; main et doigt, 282. Le poids des articles de pansement pour chaque patient a été établi comme il suit : linge, 2482 grammes ; bandages, 891 grammes ; charpie, 1181 grammes. Le poids des bandages employés pendant la campagne a été 196,000 kilogrammes. Le nombre de pansements a été en moyenne de 35 pour chaque blessé, et le nombre total des pansements a été de 1,400,000. Dix-neuf chirurgiens ont été blessés par le feu de l'ennemi, ou par l'explosion des poudrières ; un seulement mourut de ses bessures.

Les devoirs imposés aux chirurgiens étaient très-rigoureux ; chaque chirurgien visitait plus de cent patients par jour. L'armée française perdit 85 chirurgiens pendant cette guerre. Il est évident que le labeur imposé aux chirurgiens français était excessif, et l'on doit admettre qu'il eût été préférable d'augmenter considérablement le nombre des officiers de santé. Lorsqu'une armée est appelée au service actif, lorsqu'elle livre de sanglants combats et qu'elle se trouve exposée à de nombreuses épi-

démies, on ne saurait raisonnablement prétendre à
ce qu'un chirurgien et son aide suffisent au service
médical de tout un régiment.

Votre comité ne croit pas qu'il soit nécessaire d'entrer dans les détails relatifs aux blessures occasionnées par des armes à feu, cette matière étant longuement traitée dans les manuels de chirurgie à l'usage
de nos praticiens. Toutefois certaines indications spéciales pourront être de quelque utilité au chirurgien.

Lorsque celui-ci est appelé à examiner un grand
nombre de blessés qu'on lui apporte du champ de
bataille, il faut qu'il décide sans hésitation dans
quel ordre et dans quelle mesure il assistera chaque
patient. Il est donc urgent d'établir quelques règles
selon lesquelles le chirurgien doit procéder dans ces
moments difficiles, afin qu'il puisse agir le plus uti-
lement possible. Les blessures qui appellent tout
d'abord les soins du chirurgien ne sont ni celles
d'un caractère tellement grave qu'elles doivent nécessairement avoir un résultat funeste, ni celles,
d'autre part, qui sont relativement légères et n'offrent
aucun danger. Toute son attention doit se diriger
vers les blessures qui sont graves et dangereuses,
mais qui offrent en même temps des chances favorables de guérison.

Les cas les plus urgents sont ceux d'hémorrhagie alarmante, mais dont peut triompher l'adresse
du chirurgien. Puis viennent les cas où, par suite de

l'accident, le patient se trouve dans un état de prostration qui exige l'emploi de cordiaux et de stimulants. Ensuite le chirurgien s'occupera des fractures compliquées dont quelques-unes exigent l'amputation ou la résection, ou l'application de quelque appareil afin de prévenir la torsion et l'irritation que causent les spasmes musculaires à la suite desquels les pointes des os pénètrent dans les parties molles. Puis viennent les lésions peu profondes des viscères, lésions toujours dangereuses, mais qui ne sont pas toujours mortelles. Après avoir ainsi soigné les blessures dont il peut raisonnablement prévoir la guérison, le chirurgien pourra songer à soulager les blessés dont l'état est tellement grave, qu'il ne peut espérer de les sauver. Et en dernier lieu il s'occupera du pansement des blessures qu'il ne considère pas comme dangereuses.

Les résultats obtenus par l'amputation primaire de la hanche ayant toujours été funestes, votre comité pense que cette opération doit être éliminée de la chirurgie militaire. Quoi qu'il en soit, s'il est vraiment possible que le patient survive à la lésion qui exigerait une opération aussi formidable que l'amputation de la hanche, cette opération se fera avec des chances meilleures de succès consécutivement, alors que le chirurgien pourra la faire sans qu'elle le détourne d'autres opérations dont le résultat est plus assuré.

Votre comité voudrait également appeler votre attention sur un autre sujet. Il s'agit des effets désastreux que l'on constate chaque fois qu'une armée mise en déroute emporte précipitamment avec elle ses malades et ses blessés. Votre comité propose que dans ces circonstances pénibles on laisse derrière soi les malades et les blessés, en les confiant aux soins d'un nombre suffisant de médecins et de chirurgiens, afin qu'ils tombent entre les mains de l'ennemi ; il propose qu'on agisse ainsi chaque fois qu'il y a un grand nombre de patients dont la vie serait compromise par le transport, et chaque fois qu'on pourrait les confier sans crainte à la magnanimité de l'ennemi victorieux. Au surplus, les parties belligérantes devraient convenir à l'avance que les hôpitaux et les ambulances ainsi abandonnés, et sur lesquels flotterait un drapeau blanc, seraient à l'abri de toute attaque.

Il y a encore un point sur lequel on aurait pu, dès le début, appeler l'attention. Nous voulons parler du soin minutieux avec lequel il convient d'examiner les hommes qui se présentent pour être admis dans l'armée. L'admission d'hommes faibles et maladifs occasionne un dommage considérable, non-seulement parce que le service que rendent de pareils soldats n'est pas celui que désire le gouvernement, mais encore et surtout parce que ces hommes exercent une influence mauvaise sur la santé et sur le moral de leur camarades. Aussi devrait-on renvoyer, sans hésitation aucune, les recrues qui n'ont pas les qualités physiques nécessaires pour en faire de bons soldats. Et d'abord le soldat doit être un homme fait et non pas un enfant. Le meilleur âge pour s'engager est de vingt ans à vingt-cinq ans. Le soldat doit être sobre ; l'intempérance est la source la plus féconde des maladies et des crimes ; elle est aussi la principale cause d'insubordination. Il faut qu'il ait la vue bonne et l'ouïe fine ; le moindre défaut dans les organes de la vue ou de l'ouïe le rendrait inhabile à remplir les devoirs d'un soldat. Ses organes doivent se trouver dans un état de santé parfaite et ses muscles doivent être forts, solides et bien développés. L'inspecteur devra faire déshabiller entièrement la recrue ; il explorera scrupuleusement les organes vitaux ; il éprouvera la vue et l'ouïe du sujet ; il examinera la conformation de la tête qu'il palpera ainsi que les membres et la poitrine. On ne doit pas négliger d'examiner l'urine. L'inspecteur devra s'assurer qu'il n'existe pas de hernies ou d'anévrismes ; des ulcères ou des cicatrices à la jambe, des varices, des cors, ainsi que des ongles recourbés des doigts du pied, devraient empêcher l'admission du sujet. Si l'inspection des recrues était faite d'une manière plus sérieuse qu'on ne le fait communément, on verrait augmenter la force et la vigueur de nos armées.

LA QUININE

COMME

PROPHYLACTIQUE CONTRE LES AFFECTIONS PALUDÉENNES.

PAR

WILLIAM H. VAN BUREN

LA QUININE

COMME

PROPHYLACTIQUE CONTRE LES AFFECTIONS PALUDÉENNES

La Commission sanitaire ayant déjà recommandé l'usage de la quinine comme préservatif contre les affections miasmatiques, l'objet de cette étude est de mettre en relief les faits décisifs qui ont motivé cette recommandation, afin que la mesure proposée soit adoptée par les autorités auxquelles incombe le devoir de veiller sur la santé de l'armée.

Le terme d'affection paludéenne ou miasmatique est appliqué aux différentes formes de fièvres intermittentes, de fièvres rémittentes et même aux affections appelées fièvres continues et typhoïdes en tant qu'elles se manifestent dans des contrées maréca-

geuses. On pourrait à la rigueur ajouter à cette liste
la dyssenterie et plusieurs formes spéciales de ca-
tarrhe, de rhumatisme, d'inflammation interne aiguë
et de quelques autres affections. En résumé, il y a
peu de maladies qui ne subissent une modification
particulière lorsque les individus qui en sont atteints
se trouvent exposés aux influences paludéennes. Il
y a par conséquent peu de maladies qui, dans ces
circonstances, ne puissent être combattues par les
agents que l'on emploie contre les affections paludéennes.

Le plus efficace des médicaments contre cette
classe d'affections, c'est le sulfate de quinine, ou
plutôt la quinine, le principe actif et essentiel du
quinquina péruvien. Ce fait explique la grande faveur dont cette substance jouit dans notre pays,
principalement dans les provinces de l'ouest et du
sud, où les maladies d'origine paludéenne sont le
plus fréquentes. Sa puissance curative est reconnue
et appréciée dans toutes les parties du monde civilisé et par les médecins de toutes les écoles. Heureusement que sa force médicinale ne se révèle pas
seulement dans les maladies miasmatiques ; en vertu
de ses propriétés toniques, la quinine est un médicament précieux contre la débilité provenant d'autres
affections ; elle développe l'appétit, facilite la digestion et relève les forces vitales. Elle diffère de
plusieurs autres médicaments excellents en ce qu'elle

est entièrement dépourvue de qualités nuisibles ou
dangereuses ; à moins d'être employée en des doses
excessives, elle ne saurait jamais faire du mal. Mais
il y a plus ; elle n'agit pas comme un stimulant pas-
sager qui fortifierait un instant l'organisme pour
le laisser ensuite dans un état de faiblesse plus
grande qu'auparavant : semblable à une bonne substance alimentaire, elle lui imprime au contraire
une énergie durable, et le rend apte à résister à la
maladie.

Ces faits sont bien connus des médecins qui tous
les mettent à profit ; mais ce médicament possède
encore une vertu moins généralement connue, principalement dans le Nord, et que la Commission sanitaire voudrait mettre en pleine lumière pour le
bénéfice de nos soldats actuellement en campagne.
Il s'agit de la propriété que possède la quinine,
prise régulièrement par petites doses, de préserver
contre toute maladie miasmatique l'individu bien
portant qui se trouve exposé aux influences paludéennes.

Quelques faits bien établis au point de vue médical
suffiront pour faire apprécier la portée de cette vertu
prophylactique de la quinine, vertu qu'un écrivain
anglais appelait naguère une découverte moderne.

1° Il est indubitable que la prédisposition aux
fièvres miasmatiques est plus prononcée dans certains individus que dans certains autres ; mais ni la

vigueur naturelle, ni la santé parfaite ne mettent à l'abri des influences miasmatiques ;

2° Les jeunes individus sont plus facilement atteints ;

3° L'empoisonnement par les miasmes a lieu généralement entre le coucher et le lever du soleil, et notamment chez les individus qui jeûnent, qui sont fatigués et qui sont privés de sommeil ;

4° L'attaque du mal n'a pas toujours lieu immédiatement après que l'individu a été exposé aux influences miasmatiques. Il y a ordinairement une période d'incubation variant de six à vingt jours, et dans cet intervalle on pourra continuer à jouir d'une parfaite santé. Le mal peut se déclarer sous forme de fièvre intermittente ou rémittente, ou sous une autre de ces formes variées qui constituent les affections paludéennes. Dans ce cas le mal sera plus ou moins sérieux, plus ou moins intense, selon l'impressionnabilité de l'individu. D'autres fois le poison n'aura pas été assez énergique pour produire des affections d'une nature franchement miasmatique ; dans ce cas il transformera le caractère d'une maladie quelconque provenant d'une autre cause, en lui imprimant un type, un aspect propre aux affections miasmatiques ;

5° Après avoir séjourné longtemps dans une atmosphère imprégnée de miasmes, même lorsqu'on n'a pas été atteint du mal, la santé s'altère et on tombe dans un état de débilité caractérisé par une complexion terne, un affaissement des forces musculaires, et la pauvreté du sang : on appelle cet état la cachexie paludéenne.

Or, c'est un fait généralement admis parmi les praticiens américains, que la quinine, administrée régulièrement tous les jours par quinze à trente centigrammes, en une seule dose ou en plusieurs doses, préserve, le plus souvent, de l'invasion des fièvres paludéennes ceux qui séjournent dans des contrées où règnent ces maladies; qu'elle diminue l'intensité du mal lorsqu'il s'est déclaré, et enfin qu'elle arrête le progrès de la cachexie paludéenne[1].

Pour bien asseoir la conviction de ceux qui ignoraient ce fait, on peut citer des observations nombreuses, des faits constatés non-seulement dans la pratique populaire et médicale de notre pays, mais aussi un grand nombre d'expériences faites à l'étranger. Nous pouvons rappeler la popularité très-méritée dont le vin de quinquina jouit dans tous les ports de notre pays, comme préservatif contre la fièvre, dans les contrées insalubres ou durant les saisons malsaines; nous pouvons mentionner que, dans notre marine marchande, on administre tous les jours de

[1] On peut administrer le médicament sous sa forme la plus simple, c'est-à-dire en poudre; ou bien en pilules contenant cinq ou six centigrammes, ou dissous dans du vin, de l'eau ou de l'eau-de-vie. Les soldats le préfèrent sous cette dernière forme; c'est pourquoi l'on recommande le *bitter* ou la liqueur de quinine.

la quinine aux équipages des navires qui vont à l'isthme de Panama ou qui séjournent dans d'autres ports insalubres ; nous pouvons enfin mentionner l'habitude qu'ont nos planteurs de l'ouest et du sud de prendre eux-mêmes de la quinine et de l'administrer à leurs familles, à leurs intendants et à leurs nègres, comme préservatif contre les maladies miasmatiques.

Dans une lettre que le directeur de la Compagnie du chemin de fer de Panama a bien voulu nous adresser, nous trouvons des faits aussi intéressants que décisifs ; les voici :

« Peu de temps après être entré en relation avec la Compagnie du chemin de fer de Panama, — c'était en 1853, — je fus frappé du nombre considérable des malades que présentaient les équipages des navires mouillés dans le port d'Aspinwall. Je ne tardai pas à constater que même les équipages de navires arrivés depuis quelques jours seulement étaient atteints de fièvre. Il arrivait parfois que les hommes en subissaient les effets plus fortement quelques jours après avoir quitté le port. Cet état de choses m'engagea à étudier consciencieusement le problème, dans le but de chercher un remède contre un tel fléau. J'eus la satisfaction de trouver que le médicament que je cherchais était la quinine, prise régulièrement et quotidiennement en doses modérées, quelques jours avant l'arrivée à Aspinwall. Je re-

connus aussi qu'il fallait en continuer l'usage pendant le séjour dans ce port, et quelque temps encore
après l'avoir quitté.

« En conséquence je m'efforçai de faire partager
ma conviction à tous ceux que la question pouvait
intéresser; et lorsque plus tard, en 1855, la Compagnie de Panama établit une ligne de navires à
voiles entre ce port (New-York) et Aspinwall, je con-
sultai un de nos plus intelligents médecins sur l'emploi le plus efficace du médicament que l'on se pro-
posait d'essayer. Comme il connaissait la négligence
proverbiale du matelot en pareille matière, et qu'il
n'ignorait pas combien il eût été difficile de le décider à prendre *une médecine*, il me recommanda
une préparation de vin et de quinine qui, sous le
nom de *bitter*, serait bien aceueillie par les
marins.

« On fit aussitôt provision de cette préparation à
bord de chaque navire de la ligne d'Aspinwall, et
les capitaines de ces navires reçurent une instruction
imprimée sur la manière de s'en servir; on leur
recommanda aussi de veiller à ce que les hommes de
leur bord fissent usage régulièrement de la liqueur.

« Les résultats de cette mesure dépassèrent toutes
nos espérances. Dès le début, on put constater un
changement en mieux. Et pendant ces quatre dernières années, durant lesquelles sept navires ont été
constamment en activité sur cette ligne, les cas de

maladies ont été fort rares; il n'y en a pas un cas sur dix, comparativement à ce que l'on voyait autrefois.

« On continue encore aujourd'hui l'emploi de la quinine de la manière indiquée, et l'état de santé de nos équipages est maintenant tellement satisfaisant, que nous ne nous préoccupons plus des influences climatériques.

« J'ajouterai que l'emploi de la quinine par nos officiers et nos agents sur l'isthme même a donné des résultats excellents. Grâce à ce fait, en même temps qu'au défrichement et à l'aménagement des terrains avoisinants, Aspinwall est devenu un des ports les plus salubres que je connaisse sous le tropique.

« Je vous salue, cher monsieur, bien respectueusement.

« David Hoadley. »

Une des plus grandes autorités médicales de l'Amérique, le professeur G. B. Wood, de l'Université de Pensylvanie, s'exprime de la manière suivante sur la question qui nous occupe :

« Conformément aux mêmes principes d'après lesquels on emploie le sulfate de quinine contre des affections périodiques, on doit aussi pouvoir l'employer comme préservatif contre ces mêmes maladies. Il n'existe aucun moyen prophylactique qui soit comparable à l'usage de ce médicament. Il me semble raisonnable de penser que la même impression sur l'organisme qui empêche le retour des attaques empêchera aussi que la première ait lieu. L'expérience a démontré l'exactitude de cette vue [1]. »

D'un tout autre point de notre pays nous arrive également une pièce à l'appui. Elle émane d'un homme compétent, le docteur H. W. de Saussure, de Charleston.

« Je crois, écrit ce consciencieux observateur, je crois que j'ai recueilli un nombre de faits assez considérable pour rendre plausible, sinon concluante, l'opinion d'après laquelle la quinine posséderait la vertu de préserver des attaques de la fièvre intermittente et rémittente, ou de maladies de même nature, l'homme blanc qui serait exposé, même durant une longue période, aux influences paludéennes. Et, qui plus est, il résulterait des faits observés que l'usage quotidien de la quinine ne nuit en rien à la santé, et ne rend pas l'organisme insensible à l'action curative de ce médicament. »

Entre autres faits l'auteur cite le cas suivant à l'appui de son assertion :

« Un intendant s'engagea à prendre la direction de plusieurs plantations de riz, situées dans un dis-

---

[1] *Traité de thérapeutique et de pharmacologie, ou matière médicale*, par le docteur George B. Wood. — Philadelphie, 1861.

trict des plus insalubres; il devait passer la saison
d'été dans une de ces plantations. Il ne prit aucun
renseignement sur la salubrité de celle qu'il choisit
pour établir sa résidence. Il fit son choix uniquement en vue des avantages que lui offrait la position
de la localité. Lorsqu'on lui fit observer que le séjour
dans cet endroit serait dangereux à cause des fièvres
qui y règnaient, il répondit que la fièvre n'aurait
jamais de prise sur lui. Il avait une confiance entière
dans son aptitude à résister aux influences paludéennes. Le résultat justifia pleinement son assurance. Il demeura dix années et même davantage
dans ces régions, et chaque année il passait la saison
d'été dans la localité qu'il avait primitivement choisie.
Parfois, mais rarement, il allait dans une région
plus salubre où se trouvait une forêt de pins et où
sa famille résidait pendant l'été. Il se rendait dans
ses champs de riz sans hésitation, chaque fois que
ses affaires l'y appelaient, la nuit comme le jour. Il
n'eut jamais une attaque de fièvre. J'eus occasion de
le voir plusieurs années après qu'il se fut établi dans
ces contrées malsaines : il eût été difficile de trouver
un homme jouissant d'une plus robuste santé.

« J'appris qu'il avait pour habitude de prendre de
la quinine tous les jours en été, au moment où il
sortait ; mais il ne put préciser en quelle quantité il
la prenait, n'ayant jamais pesé les doses. La certitude
inébranlable qu'il avait de pouvoir résister aux in-

fluences miasmatiques dans un endroit aussi insalubre, aurait suffi pour faire présumer qu'il faisait
usage de la quinine et qu'il était convaincu de la
force prophylactique de cette substance. Ce fait, rap-
proché des déclarations des officiers de l'expédition
du Niger, est de nature à démontrer que dans les
contrées insalubres l'on peut faire usage de la quinine pendant un temps indéfini. Il en résulte aussi
que, non-seulement l'emploi régulier de ce médicament ne compromet pas la santé et n'affecte pas
la constitution de l'individu, mais qu'il le protège
de l'invasion des maladies miasmatiques. »

Le même auteur ajoute :

« Au mois d'août, je fus appelé auprès de l'un
des entrepreneurs des travaux du chemin de fer de
Charleston à Savannah. Il avait une forte fièvre intermittente qu'il avait attrapée pendant l'exécution
de ses travaux entre les rivières d'Ashepoo et de
Combahée, une région bien connue pour son climat
insalubre. Pendant sa convalescence il m'informa
que ses travaux l'appelaient de nouveau sur la ligne
où il occupait cent cinquante hommes, pour la plupart des nègres, amenés des salubres contrées de la
Caroline du-Nord; il craignait de les trouver tous
plus ou moins malades, parce qu'ils n'étaient pas
habitués à vivre dans des régions marécageuses. Je
le conseillai de prendre de la quinine tous les jours
et d'en administrer à tous ses hommes, noirs et

blancs. Longtemps après, je le rencontrai dans la ville de Charleston. Il me remercia du conseil que je lui avais donné. Il me dit qu'il s'était muni de quelques livres de quinine; que, lui-même, il en avait fait usage quotidiennement, et qu'il avait forcé ses employés d'en faire autant. Il ajouta qu'il n'avait plus eu de fièvre; que présentement sa santé était meilleure qu'elle n'avait jamais été, et que des 150 hommes qu'il employait pas un seul n'avait été attaqué par la fièvre. En somme, conclut-il, le seul malade que j'aie eu, c'était un vieux nègre qui était arrivé déjà souffrant de la Caroline du Nord[1]. »

En avril 1840, l'auteur de cette étude, alors aide-chirurgien de l'armée des États-Unis, se trouvait à Tampa-Bay, dans la Floride. On le détacha de l'état-major du feu général Worth pour l'envoyer à un poste militaire de l'intérieur (Fort King), où venaient d'éclater des fièvres miasmatiques. La quantité de quinine dont on pouvait disposer était très-restreinte, et l'on n'était pas sûr de pouvoir s'en procurer davantage. Et cependant tous les hommes du poste étaient attaqués. Dans cette situation critique, on se décida à faire une certaine quantité de liqueur de quinine de la manière suivante : un demi baril de whisky

---

[1] *American Journal of medical Sciences.* — Janvier 1861.

fut transvidé dans un autre demi-baril, et ces deux demi-barils furent remplis avec l'écorce de *cornus florida* et celle de *prunus virginiana* qu'on trouva dans les environs et que l'on fit sécher au soleil [1]. On ajouta à chaque demi-baril quelques onces de quinine, ainsi que l'écorce d'une douzaine d'oranges du pays. A chaque homme du poste on administra soir et matin quelques onces de cette préparation. Le résultat en fut satisfaisant. En très-peu de temps les attaques de fièvre devinrent moins fréquentes et moins fortes, plus souvent même les accès de fièvre disparurent entièrement pendant la durée de cette médication.

On peut inférer des faits qui précèdent que l'emploi de la quinine comme moyen préservatif est en même temps une mesure économique. En effet, non-seulement on conserve ainsi la santé des hommes dont on obtient les services, mais on réduit aussi le prix des médicaments ; car l'emploi quotidien d'une très-minime quantité prévient l'attaque d'une maladie dont la guérison exigerait ensuite une quantité de médecine beaucoup plus considérable.

Notre excellent collègue, le docteur J. S. Newberry a fait à l'isthme de Panama, et dans plusieurs autres contrées de l'ouest, de nombreuses expériences

---

[1] L'écorce de *cornus florida* est un des meilleurs succédanés de l'écorce de quinquina ; celle de *prunus virginiana* est connue en Amérique comme un tonique excellent. — EVANS.

sur la vertu prophylactique de la quinine contre les fièvres, et il exprime fortement son opinion en faveur de l'emploi de cet agent comme préservatif. Toutefois, il pense que l'usage constant de ce médicament en diminue la puissance, et qu'il est bon d'en cesser l'emploi par intervalles : de le prendre, par exemple, pendant deux semaines, puis de s'en abstenir pendant une semaine pour y revenir ensuite. On va voir que sur ce dernier point, l'expérience générale n'est pas d'accord avec l'opinion de notre collègue.

Dans un des *Rapports médicaux de la Marine britannique* (n° 15), M. Al. Bryson s'exprime ainsi dans son travail sur l'action prophylactique de la quinine [1] :

« Conformément au neuvième article des *Instructions* données aux médecins de la marine royale, on observe les règles suivantes chaque fois que dans les régions tropicales on envoie des hommes à terre pour chercher de l'eau ou des vivres, ou pour y être employés à un labeur fatigant. Au moment où le matin les hommes quittent le navire, et le soir quand ils reviennent, le médecin administre à chacun d'eux une drachme d'écorce de quinquina pulvérisée dans un demi-verre de vin ; après avoir pris le médicament, chaque homme reçoit un demi-verre de vin pur qu'il boit immédiatement. Quand le vin manque à bord,

---

[1] *Medical Times and Gazette.* — Londres, janvier, 1854.

on le remplace par de l'eau-de-vie étendue d'eau.
Pour démontrer les effets salutaires de cette mesure,
on cite les exemples suivants :

« Vingt matelots et un officier devaient être envoyés à Sierra-Leone pour y travailler pendant la
journée. Aux matelots on administra l'écorce de quinquina ; l'officier refusa d'en prendre. Ce fut la seule
personne qui eut la fièvre. Plus tard, on détacha
deux chaloupes de *l'Hydra* pour explorer la rivière
Sherbo. Elles restèrent absentes pendant une quinzaine. Chaque jour les hommes prirent du quinquina
dans du vin, conformément aux instructions qu'ils
avaient reçues. Pas un seul homme ne fut atteint de
la fièvre, quoique la région explorée passât pour une
des plus insalubres de la côte. L'équipage d'une
troisième chaloupe séjourna pendant deux jours
seulement dans la même région et à la même époque,
les hommes n'avaient pas pris d'écorce de quinquina :
tous furent attaqués, excepté l'officier qui comman-
dait la chaloupe. »

Dans son rapport sur les stations d'Afrique,
M. Bryson, qui avait une entière confiance dans la
vertu préservatrice de la quinine, et qui en connaissait la puissance curative contre les affections périodiques, M. Bryson, disons-nous, en recommanda
l'emploi prophylactique dans la marine royale au
lieu de l'écorce, et proposa en même temps que l'u-

sage en fût continué non-seulement pendant le séjour
dans les localités malsaines, mais au moins pendant
une quinzaine de jours après le retour de l'équipage
à bord, afin que l'action préservatrice du médicament fût maintenue jusqu'à l'expiration de la période d'incubation de la maladie. La proposition fut
adoptée et les résultats furent très-satisfaisants. On
versa une forte solution alcoolique de quinine amorphe [1] dans plusieurs fûts de vin, dans la proportion
de 25 centigrammes de ce sel pour 50 grammes de
vin. On munit de ce vin de quinine les croiseurs
de la station d'Afrique ; et les passages suivants,
extraits des rapports des chirurgiens de ces navires,
donneront l'idée des résultats qu'on obtint de l'emploi de ce médicament.

« Pendant que nous faisions du charbon à Sierra-
Leone, écrit le chirurgien Sibbald, le temps était
très-humide, et nos matelots, ainsi que les officiers,
furent fréquemment exposés à la pluie ; on donna un
supplément de grog et de quinine à chaque homme.
Un officier, qui ne croyait pas à l'action prophylactique de la quinine, refusa néanmoins d'en faire

[1] On obtient la quinine amorphe de l'eau-mère après la cristalli-
sation de la quinine pure. On l'achète dans les officines où l'on prépare la quinine. Elle entre dans la composition de la plupart des médicaments qui jouissent de la réputation de guérir la fièvre. Elle
coûte beaucoup moins cher que la quinine pure, mais elle est beaucoup moins forte.

usage. Il fut le seul qui prit la fièvre. Elle eut une issue funeste.

« Des hommes de l'équipage du *Pluton* remontèrent le Pongo et restèrent vingt-cinq jours sur ce fleuve. Tous prirent du vin de quinine, quotidiennement, en doses régulières; toutefois, l'un d'eux, ayant vomi après la première dose, cessa d'en prendre. Il fut le premier à tomber malade; il n'y eut qu'un seul autre cas de fièvre parmi ces hommes. »

« Pendant notre séjour dans la rivière de Lagos, on administrait le vin de quinine matin et soir aux hommes de l'équipage. Je crois que tous en prirent, à l'exception de deux aspirants de marine et de deux matelots. Ces quatre personnes eurent de violents accès de fièvre. Le nombre total de nos hommes s'élevait à 220, et cependant il n'y eut que très peu d'autres cas de fièvre, et encore offrirent-ils peu de gravité. » — *Rapport de M. Heath, chirurgien à bord du Teazer.*

« Trente-six hommes de la *Water-Witch* prirent part à l'attaque de Lagos. Ils passèrent quatre ou cinq jours dans la rivière, et tous, à l'exception de trois, prirent du vin de quinine durant ce temps, et quinze jours après avoir quitté ce lieu. Cinq hommes seulement eurent la fièvre : les trois qui n'avaient pas pris de la quinine, et deux autres qui s'étaient imprudemment exposés à l'ardeur du soleil et s'é-

taient baignés au moment où ils venaient de se fati-
guer. » — *Henderson.*

« Le 26 novembre, au matin, soixante-dix-sept
hommes remontèrent la rivière de Lagos pour atta-
quer la ville. On ordonna aux officiers et à leurs
hommes de prendre un verre de vin de quinine
avant de partir, et l'on en plaça dans la chaloupe
une certaine quantité pour qu'ils en prissent également le soir. Tous obéirent, je crois, à l'exception
d'un officier, qui se vanta d'avoir échappé à une
affreuse médecine. Quinze jours après, le 10 décembre, ce jeune gentleman eut une violente attaque de fièvre intermittente. Jusqu'aujourd'hui,
7 janvier, il est le seul homme de l'expédition qui
en ait été attaqué. » — *F. Stupart.*

Dans un autre article du même recueil, article
intitulé : *les Fièvres endémiques de l'Afrique et l'u-
sage prophylactique de la quinine*, M. L. J. Hayne,
chirurgien de la marine royale, s'exprime de la manière suivante :

« Je citerai plusieurs exemples qui sont de nature
à démontrer les effets salutaires de la quinine,
comme préservatif contre la fièvre des marais.
Les chaloupes, avec trente-deux hommes, officiers
et matelots, remontèrent la rivière de Pongo, où
elles restèrent pendant deux jours et deux nuits.
On administra à chaque personne une once de vin

de quinine[1] par jour. Entre le douzième et le quatorzième jour après avoir quitté la rivière, il y eut quatre légers accès de fièvre qui cédèrent facilement au traitement. Une autre fois, les chaloupes, dans lesquelles se trouvaient trente-quatre hommes, remontèrent la rivière de Lagos et stationnèrent une huitaine de jours dans l'endroit appelé *les Marais*. On administra la quinine à tous les hommes de l'expédition; mais *tous les deux jours seulement*. Aussi, des trente-quatre hommes, dix-sept eurent ensuite de violents accès de fièvre rémittente. Une autre fois encore, un officier et un matelot restèrent à Sierra-Leone une huitaine de jours pour attendre l'arrivée du navire de guerre sur lequel ils devaient s'embarquer. Ils négligèrent tous deux de prendre de la quinine. Dix jours après leur arrivée à bord, ils eurent la fièvre rémittente.

« On ne pourrait affirmer que la quinine prévient toujours et infailliblement les accès de fièvre, mais bien que dans un très-grand nombre de cas elle donne des résultats entièrement satisfaisants. Et, alors même que la fièvre survient après l'usage prophylactique de cette substance, on peut être assuré que la fièvre sera de courte durée. »

Des observations qui précèdent, et dont on pour-

---

[1] Il entrait dans cette liqueur vingt centigrammes de sulfate de quinine sur une once de vin.

rait augmenter le nombre si l'espace le permettait, il semble que la puissance prophylactique de la quinine est reconnue dans la marine royale ; il y a aussi un grand nombre de faits qui prouvent qu'elle est également appréciée par les autorités médicales de l'armée anglaise.

On trouve la recommandation suivante dans un rapport du chirurgien-major, H. C. Reade, sur la topographie des stations militaires de la Guinée anglaise[1] :

« Comme mesure prophylactique, je recommanderai d'administrer de la quinine, surtout pendant la saison des pluies et quand il y a des épidémies. »

Au moment où, en 1859, on faisait des préparatifs de guerre contre la Chine, une série de mesures furent proposées au ministre de la guerre par le directeur général du service médical de l'armée. Entre autres propositions, nous trouvons celle qui suit :

« On propose que l'armée soit approvisionnée d'une quantité suffisante de vin de quinine, afin qu'on puisse se conformer à l'avis formulé par des médecins compétents, qui recommandent d'administrer ce vin à nos troupes avant et pendant la saison insalubre, ou lorsqu'elles remonteront les rivières

---

[1] *Statistical, Sanitary, and Medical Reports for the year* 1859, (*Army medical Department*) *presented to both Houses of Parliament, by command of her Majesty.* London, 1861.

ou camperont dans le voisinage des marais. Un officier de santé sera présent chaque fois qu'il en sera
distribué, et il devra veiller à ce que les hommes
prennent réellement le médicament[1]. »

Conformément au nouveau règlement du service
médical de l'armée anglaise en temps de guerre, un
inspecteur de santé fut attaché au corps expéditionnaire de Chine. Parmi les instructions qu'on lui
donna, deux sont conçues en ces termes :

« Si nos troupes devaient se mettre en marche
durant la saison malsaine, ou si elles avaient à tra-
verser des régions marécageuses, vous indiquerez
les meilleurs moyens de mitiger ou de prévenir les
attaques d'affections miasmatiques.

« A ce point de vue il est utile de donner aux
hommes quelques rafraîchissements, du café surtout,
avant qu'ils se mettent en marche. Et comme l'usage
du vin de quinine dans nos stations de Chine a
donné des résultats excellents, vous devrez en recommander l'emploi quand il y aura des épidémies, des
fièvres et des maladies d'entrailles. Vous ferez administrer chaque soir une dose de ce prophylactique,
et vous recommanderez que la distribution ait lieu
en présence d'un officier responsable[2] »

Nous ajouterons aux citations qui précèdent une

---

[1] *Sanitary Report for* 1859.
[2] *British Army reports for* 1859.

lettre à l'inspecteur général des hôpitaux militaires
de Crimée. Elle fait connaître ce que pense de la
quinine l'officier qui a le grade le plus élevé dans
le corps médical de l'armée anglaise :

DÉPARTEMENT MÉDICAL DE L'ARMÉE

27 juillet 18?5.

« Monsieur, je confirme mes lettres précédentes qui
vous entretenaient de la quinine et de quelques autres préparations de l'écorce péruvienne comme
moyens prophylactiques, et j'ai l'honneur, aujour-
d'hui, d'appeler votre attention de nouveau sur cette
question.

« Tout ce que j'ai appris à ce sujet confirme mon
opinion : que les cas de fièvre deviendraient moins
nombreux par l'emploi de cet agent. Les résultats,
obtenus par les médecins de la marine surtout, démontrent les bienfaits du traitement prophylactique,
lorsqu'on le suit dans les localités où règnent les
fièvres rémittentes et intermittentes. Ma conviction
à cet égard est telle, que j'ai eu soin de faire une
bonne provision de quinine, afin de pouvoir suffire
amplement à toutes les demandes.

« Ayant aujourd'hui à ma disposition une assez
grande quantité de cette substance pour pouvoir en
fournir cinq grains[1] par jour à chaque homme de

[1] Environ vingt-sept centigrammes.

notre armée de 55,000 hommes, je viens vous prier
de prendre telle mesure que vous jugerez convenable,
et qui pourrait engager les médecins de l'armée à
administrer ce médicament, dans l'espoir qu'il pré-
servera contre la fièvre, etc.

« A. SMITH, *directeur général.* »

Les témoignages fournis par l'expérience de voyageurs et d'explorateurs intelligents et dignes de foi,
ainsi que par la marine marchande anglaise, confir-
ment pleinement les faits cités dans les rapports
des médecins de l'armée et de la marine royale.
Les chiffres à l'appui démontrent complétement la
vérité des textes. Les remarques sur la fièvre africaine, dans la seconde citation que nous faisons,
méritent d'être notées à cause de leur vérité et de
leur force, et parce qu'elles démontrent l'identité
de cette maladie avec les affections miasmatiques de
notre pays :

« Les mesures hygiéniques étaient pour la plupart
d'un caractère général, la plus spécifique de toutes
étant l'usage en grand de la quinine. Le chiffre des
maladies fut très-faible, de sorte que, sauf les cas de
scorbut, les fonctions médicales du docteur Hutchinson furent peu pénibles. Parmi les Européens, les
plus exposés aux influences du climat étaient M. Harcus, M. Guthrie, M. May et moi. M. Harcus était

surtout exposé pendant le jour, et ne souffrait que de
maux de tête fréquents, par l'effet du soleil ; M. Guthrie, outre qu'il se fatiguait énormément pendant
le jour, dormait régulièrement sur le pont, et cependant il n'eut aucune atteinte ; M. May et moi al-
lions à terre toutes les fois que l'occasion s'en pré-
sentait, et aussi souvent de nuit que de jour ; nous
descendions fréquemment dans des marais et autres
endroits malsains, et M. May n'eut qu'un court accès de fièvre sans aucun danger ; quant à moi, je
dormais toujours sur le pont, et me levais régulièrement à minuit et à trois heures du matin pour
faire des observations météorologiques ; cependant
ma santé resta parfaite tant que nous fûmes sur la
rivière. Je cite ces détails pour montrer que, en
prenant les précautions convenables, les Européens
peuvent, non-seulement vivre tranquilles, mais encore faire impunément ce qui, il y a quelques années
eût passé pour des imprudences. » *Voyage d'exploration de Baikie.*

« Il suffira de dire ici que la fièvre africaine n'a
rien de particulier, qu'elle n'est assurément pas
sui generis, et n'est en réalité qu'une forme aggra-
vée de la maladie connue dans notre pays sous le
nom de fièvre.

« Les diverses divisions en fièvres continue, rémittente et intermittente, ne sont bonnes qu'à em-

brouiller et à induire en erreur ; elles se rapportent
à des degrés et non à des différences réelles; ces
formes se confondent les unes avec les autres. Dans
sa forme la plus douce, la fièvre est intermittente,
c'est-à-dire qu'entre les accès il y a des intervalles
de santé; plus grave, la maladie devient rémittente,
ce qui veut dire qu'entre les accès fébriles les symptômes s'amoindrissent, sans disparaître complétement; dans la forme la plus grave, la maladie est
presque continue; à l'œil inexpérimenté elle paraît
être dépourvue de phases différentes, et conduire
à la mort d'une manière lente, continue et régulière.
Cependant, dans toutes ces formes, le poison, la cause
originelle de la maladie, est toujours la même ; et les
résultats dépendent en partie des forces constitu-
tionnelles, et en partie de la quantité ou de la violence du poison absorbé.

« De même que pour l'alcool, la même somme
de poison affectera diversement deux personnes différentes. La maladie est ce que les hommes de l'art
nomment *antipériodique*; et les remèdes qu'elle
exige sont les *antipériodiques*, dont le mieux connu
et le plus efficace est la quinine. Elle peut être
donnée dès que la maladie se montre, et mieux
vaut l'administrer dès le début; il peut sans doute
se présenter durant la maladie divers symptômes
occasionnels qui devront être traités selon les cir-

constances, mais la quinine restera toujours le principal secours du malade.

« Toutefois le grand progrès moderne consiste dans
la découverte de ce fait : que non-seulement la quinine guérit, mais qu'elle *préserve* réellement ; et
qu'en prenant ce précieux médicament dans les localités malsaines, on peut en sortir entièrement sain
et sauf. On fera bien de l'administrer sous forme de
vin de quinine, dont on devra boire un demi-verre
le matin, et un autre, s'il le faut, dans l'après-midi.

« L'expérience montre également que si la fièvre
endémique s'empare d'une personne qui a employé
la quinine comme prophylactique, cette personne
échappera beaucoup plus facilément et sera beaucoup moins malade qu'une autre qui ne se sera pas
soumise à cette médication. » — *Voyage d'explora-*
tion de Baikie.

« Dès le jour qui précéda celui où nous franchî-
mes la barre, dans le voyage de *la Pléiade*, je com-
mençai à donner la solution de quinine à tous les
Européens qui se trouvaient à bord. N'ayant pas une
quantité suffisante du vin médicinal, je fis dissoudre
le sulfate (de quinine) en égales proportions dans
l'eau, en y ajoutant deux verres de vin. Quelques-
uns des officiers murmurèrent d'abord en prenant la
solution et la burent de fort mauvaise humeur ; mais
bientôt tous, un seul excepté, devinrent si désireux

de la prendre, que si je n'avais pas pris pour règle
de mettre la bouteille et le verre sur la chambre de
la machine, ils seraient venus tous les matins à
mon lit me demander la dose. Celui que je ne pus
décider était un de nos seconds, qui, dans le cours
de notre voyage, eut quelques graves accès de fièvre,
accompagnés de délire. . . . . .

« Je crois que le fait que je vais citer répondra à
la question suivante que pose dans son ouvrage le
docteur Bryson : « L'influence de la quinine s'affai-
blit-elle, ou non, par un usage prolongé, comme
celle d'autres médicaments? Nous l'ignorons. La
question pourra peut-être se résoudre pendant
l'expédition actuelle. » Je l'administrai chaque jour
aux Européens confiés à mes soins, dès la veille du
passage de la barre et pendant trois semaines après
notre retour à Fernando-Po, c'est-à-dire pendant cent
quarante jours. *Je n'ai pas reconnu d'insuccès dans
un seul cas ;* lorsque quelques-uns de nos officiers,
pour ne pas l'avoir prise régulièrement, eurent quelques légères atteintes de fièvre rémittente, l'accès
céda toujours au traitement approprié, avec des doses
de quinine portées jusqu'à dix grains. Les symptômes
disparus, je revenais à la dose primitive, et je ne
manquais pas, après chacun de ces cas, de sermon-
ner nos officiers au sujet de leur irrégularité à
prendre la quinine, leur en montrant les bienfaits,
et leur faisant observer que nous traverserions le

Delta à la période de l'année la plus défavorable. Malgré la maladie et notre séjour prolongé sur la rivière, nous étions, à notre retour, le même nombre d'hommes exactement qu'à notre départ. » — L'auteur attribue la conservation de la santé des voyageurs à plusieurs précautions hygiéniques, dont la principale fut « *d'avoir fait prendre chaque jour la solution de quinine aux Européens.* » — *Impressions de l'Afrique occidentale*, par T. J. Hutchinson, consul de Sa Majesté, à la crique de Biafra.

En faisant prendre la quinine comme prophylactique à toutes les personnes qu'ils occupent, MM. Laird ont obtenu le remarquable résultat mentionné dans la lettre suivante. Elle émane d'un membre de cette entreprenante maison que nous eûmes occasion de voir pendant sa récente visite à notre pays.

« Monsieur, je vous remets ci-joint des notes relatives au sujet de notre entretien du mois dernier sur les effets de la quinine dans la fièvre africaine[1]. Notre maison Laird, Fletcher et Cᵉ, dirige une ligne de steamers de la côte d'Afrique, portant une fois

---

[1] Ces notes contenaient un résumé imprimé d'expériences sur l'usage préservatif de la quinine (d'où nous avons tiré les citations précédentes), préparé pour servir de guide aux personnes qu'emploie la Compagnie.

par mois les dépêches de Sa Majesté de Liverpool à
treize ports différents de la côte d'Afrique, de Madère à Fernando-Po. Ces navires parcourent environ
10,000 milles en dix semaines, et depuis sept ans
environ que la ligne est établie, *aucun des Européens qui y sont employés n'a perdu la vie par
suite du service*, si ce n'est pour des causes qui
auraient produit sa mort dans toute autre partie du
monde.

« Dans les cinq dernières années, feu mon oncle
(Mac-Gregor Laird) établit une communication à
vapeur avec l'intérieur de l'Afrique par le Niger et
ses affluents, et remonta plusieurs fois le fleuve
pendant la saison pluvieuse, alors que les eaux
étaient très-hautes. Aucun des Européens qui prirent part à ces expéditions ne mourut de la fièvre.

« J'ai envoyé ce mois-ci dans la même rivière un
steamer d'exploration qui reviendra en septembre,
et je compte que tout le monde reviendra sain et
sauf.

« Agréez, etc.

« W. L. LAIRD.

« *A M. le docteur* BUREN, *etc.* »

Le témoignage de sir J. Emerston Tessuano (*Cey-
lon*, vol. I, p. 76), est conçu en ces termes :

« En traversant des districts soupçonnés d'infection miasmatique, l'expérience a dicté certaines précautions qui, avec la prudence et la fermeté ordinaires, servent à neutraliser le danger : — se retirer exactement au coucher du soleil; nourriture saine, stimulants modérés, et usage quotidien de la quinine avant de sortir et en rentrant. De longs voyages ont prouvé que ce sont là de précieux prophylactiques contre la fièvre et l'air pestilentiel des marécages.

« La quinine, donnée à certaines doses, non-seulement guérit la maladie, mais, si on l'administre aux personnes exposées aux effluves miasmatiques, prévient toute attaque de la maladie. » *Encyclopédie britannique, Art. : Fièvre intermittente.*

« Depuis le jour de mon arrivée sur la côte, j'ai pris la quinine matin et soir, à la dose de trois ou quatre grains. J'ai trouvé que c'est un excellent préservatif... »

« Pendant toute la durée de mon séjour en Afrique, j'ai pris de temps en temps, même en parfaite santé, des doses de vin de quinine comme prophylactique contre les affections miasmatiques. » *Afrique équatoriale de du Chaillu.*

En résumé, l'on est autorisé à conclure de ces témoignages, quoique recueillis imparfaitement et à

la hâte, que l'influence de la quinine comme moyen
prophylactique contre les affections miasmatiques
est un fait médical parfaitement établi, et qu'on
peut employer ce médicament non-seulement sans
aucun danger, mais avec les plus grands avantages, chez les personnes bien portantes exposées
à l'influence des miasmes. Au point de vue de
l'humanité, aussi bien que de l'économie d'hommes et d'argent, il est bien plus important de
prévenir la maladie que de la guérir, et votre
Comité ose exprimer l'opinion qu'une action intelligente et judicieuse, de la part des autorités cor-
respondantes, éviterait beaucoup de maladies et
conserverait un grand nombre d'existences précieuses pendant la campagne actuelle.

Note. — M. Hammond nous apprend que depuis
que ce mémoire a été écrit, le département médical
de l'armée a acquis, au sujet de l'influence prophylactique de la quinine, la plus complète expérience,
qui fait plus que confirmer ce qu'a dit le docteur
Van Buren. Le sulfate de cinchonine a été également
employé avec les mêmes résultats à doses de cinq
à huit grains. Comme il est beaucoup moins cher
que le sulfate de quinine, son emploi est préférable

à cet égard. Le docteur Mouat [1], dans ses *Recherches et Aventures dans les îles Andaman*, donne aussi le témoignage le plus positif de la valeur de la quinine comme moyen préventif des fièvres paludéennes. Il dit qu'on ne permettait jamais à un homme de descendre à terre sans avoir pris une certaine quantité de quinine dans du café, et qu'on en a obtenu les effets les plus favorables.

[1] *Annales de la chirurgie militaire et navale, et médecine et hygiène tropicales, etc.*; Londres, 1864, p. 193.

LE SCORBUT

PAR

WILLIAM A. HAMMOND

LE SCORBUT

Le scorbut est une maladie qui, à quelque point
de vue qu'on la considère, ne saurait manquer
d'attirer l'attention du chirurgien militaire. Autrefois les victimes qu'il faisait dans les armées
et dans les flottes se comptaient chaque année par
milliers, et si, depuis quelques années, ses ravages
ne sont pas aussi étendus, le fait qu'on le rencontre
encore fréquemment dans les temps actuels, montre
que nous ne connaissons pas toutes ses causes, ou
bien que, par ignorance ou volontairement, nous
laissons subsister les circonstances grâce auxquelles
il se produit inévitablement.

Ce sujet mérite aussi, sous beaucoup de rapports,
la considération sérieuse de tout commandant militaire qui prend à cœur le bien de ses troupes. Il

dépend de lui de prendre telles mesures que peut
recommander le corps médical placé sous ses ordres,
et il doit savoir que la présence d'un seul cas de
cette maladie parmi les troupes qu'il commande,
prouve l'existence de causes qui produiront d'autres
cas et rendront bientôt ses forces insuffisantes, au
point d'être une charge pour le public qu'elles
devaient défendre. Le scorbut est par excellence une
maladie que l'on peut prévenir, et son existence dans
une armée est une preuve évidente que les autorités
médicales ou militaires ont négligé leurs devoirs.

Il serait évidemment hors de propos, dans un
essai purement pratique comme celui-ci, de faire
tout au long l'histoire de la maladie qui nous
occupe. Il paraît, cependant, qu'elle n'était pas
tout à fait inconnue aux anciens, et qu'ils la gué-
rissaient, comme on le fait aujourd'hui, par l'usage
des végétaux frais.

Depuis l'an 1260, époque à laquelle le scorbut
attaque l'armée de Louis IX, en Égypte, les armées
et les flottes modernes n'en ont jamais été exemptes
pendant une année entière. Le dix-septième et le
dix-huitième siècle, qui ont vu faire tant d'expéditions navales et de voyages de découverte, ont vu
aussi des équipages entiers détruits par cette maladie, dans le cours de la même période, qui a
plus que décimé les armées de terre de plusieurs
nations européennes.

A une époque plus récente, et malgré les grands progrès que nous avons faits dans la connaissance des moyens préventifs et curatifs du scorbut, il n'a pas manqué de se faire une large part de victimes. Sans chercher d'autres exemples, nous pouvons affirmer que nos propres armées ont eu grandement à souffrir de ses ravages. A Council Bluffs, en 1820, il attaqua presque toute la garnison, et enleva beaucoup de soldats. Dans la Floride et le Mexique, il a considérablement amoindri l'effectif de nos forces ; et au Texas, au Nouveau-Mexique et autres districts-frontières, il y a eu chaque année des cas de ce fléau. En 1850 et 51 il a sévi sur le Nouveau-Mexique, et y a présenté en beaucoup de cas un caractère extrêmement grave.

Les nombreux émigrants vers l'Ouest ont été attaqués du scorbut sur une grande échelle. En 1848 et 1849, plusieurs troupes qui se dirigeaient par terre vers la Californie et l'Orégon furent presque détruites, et en 1855 et 1856 celui qui écrit ces lignes a été témoin de cas nombreux parmi les colons du Kansas.

En Crimée, l'armée anglo-française fut affligée du scorbut à un degré presque inconcevable à notre époque. Nous aurons occasion de revenir plus loin sur ce sujet. Veillons à ce que notre grande armée soit exempte de ce fléau.

SYMPTÔMES. — Les symptômes du scorbut sont
en général assez apparents pour être reconnus par
le médecin attentionné. Les gencives gonflées et
décolorées, saignant au plus léger contact; la
nuance plombée des traits; l'haleine d'une fétidité
particulière; l'apparition de plaques de sang extra-
vasé, sur les jambes d'abord, puis sur d'autres
parties du corps; la dureté et l'état permanent de
contraction des muscles; la roideur des articulations;
la réouverture des cicatrices et des anciens ulcères;
le déplacement des fractures soudées; l'œdème
général du corps; la diarrhée et la dyssenterie;
l'hémorrhagie à travers les muqueuses; l'extrême
affaiblissement intellectuel et le peu de disposition
pour toute espèce d'effort : tels sont les symptômes
que l'on trouve souvent réunis dans un même individu, et qui présentent alors un tableau qui ne peut
donner lieu à aucune erreur de diagnostic. Il est
cependant des cas dont le diagnostic n'est pas aussi
facile, parce qu'on ne trouve qu'un petit nombre
de ces graves symptômes. Alors l'existence du scorbut peut être déduite de certaines circonstances
particulières sur lesquelles nous appellerons plus
loin l'attention.

La description du scorbut donnée par Larrey[1] est
si exacte et si vraie, qu'on nous pardonnera de la

Mémoires de chirurgie militaire et campagnes.

reproduire ici. Parlant du scorbut, tel qu'il se montra
dans l'armée d'Égypte, il dit :

« J'ai presque invariablement remarqué trois
degrès différents dans l'affection scorbutique, comme
dans celle que j'ai eu l'occasion d'observer durant
ma campagne de l'Amérique du Nord.

« Dans le premier, le soldat est abattu et porté à
la mélancolie; il préfère la position assise ou cou-
chée; les choses qui excitent d'ordinaire son esprit
ne l'émeuvent plus; l'approche de l'ennemi, les in-
cidents variés du camp, ne font aucune impression
sur lui; il perd l'appétit; le sommeil est pénible et
interrompu par des rêves désagréables; le visage
pâlit, les yeux prennent une expression triste et
s'entourent d'un cercle bleuâtre; les gencives sont
douloureuses, pâles, et saignent aisément à la plus
légère pression; de fortes douleurs se font sentir
dans la région lombaire et dans les membres, surtout dans les jambes; la respiration est pénible, le
pouls lent et irrégulier; la transpiration cutanée est
arrêtée, et la peau devient sèche et rude, comme
celle d'un oiseau plumé; il y a constipation; l'urine
est sécrétée en petite quantité, et chargée de matières
terreuses; les veines cutanées sont gonflées, celles de
la face surtout; le malade éprouve un sentiment de
lassitude dans tous les membres, et marche avec
beaucoup de difficulté.

« Les blessures changent promptement de caractère : la suppuration diminue et devient sanguino-
lente, les lèvres de la blessure sont décolorées ; les
granulations sont faibles ; elles sont bleuâtres, douloureuses, et saignent au moindre contact. Les cicatrices prennent un aspect particulier ; elles se
décolorent, s'ulcèrent et sont sujettes à la mortifica-
tion. La première période indique la perte de ton,
faiblesse générale, et une diminution du principe
vital.

« Dans la seconde période, les symptômes deviennent plus intenses ; le sentiment de prostration
augmente ; les douleurs deviennent plus violentes et
ont surtout pour siége la tête et les reins ; le malade
tombe dans un état de stupeur ; il reste presque im-
mobile dans son lit ; ses membres sont fléchis, et tout
son corps ployé ; son visage et ses lèvres sont livides ; le blanc des yeux prend une couleur plombée ;
l'haleine devient fétide, les gencives s'ulcèrent et
les dents se recouvrent d'un tartre noir. La respiration est alors difficile, et accompagnée d'oppression
et de constriction de la poitrine ; le tissu cellulaire
des jambes s'engorge, surtout celui qui est interposé
entre le tendon d'Achille et le tibia, et l'enflure s'é-
tend bientôt au reste des membres. Cet engorgement
a plus de dureté que le simple œdème, l'impression
du doigt n'y reste pas aussi longtemps que dans le
dernier cas. La pression cause de la douleur : des ta-

ches noires se montrent au-dessus des malléoles et
le long du tibia; elles paraissent aussi vers la même
époque sur la face et les épaules. La constipation
augmente, l'abdomen se tuméfie; le malade éprouve
une très-forte sensation de chaleur à la région pré-
cordiale et une douleur sourde vers l'hypocondre.
Le pouls est accéléré; un accès de fièvre survient vers
le soir; l'insommie, pendant laquelle les douleurs
s'aggravent, est très-pénible pour le malade. L'état
gangréneux qui s'est manifesté dans les blessures ou
les cicatrices fait des progrès. L'hémorrhagie devient
plus fréquente, le sang est noir, très-liquide, et se
coagule difficilement. Le cal des fractures s'amollit,
les fragments se désunissent et une sorte de carie
attaque les extrémités brisées, qui se dénudent de
périoste et quelquefois enflent énormémeut.

« Dans cette seconde période, la nature, s'effor-
çant de vaincre les obstacles qui empêchent l'exercice
des fonctions, redouble d'énergie, et, pour rétablir
l'équilibre, cherche à reprendre les forces qu'elle a
perdues; mais c'est ordinairement en vain, et un
degré croissant d'asthénie succède promptement à
ces réactions.

« La dernière période du scorbut présente un
aspect plus affligeant. Aux accès fébriles et aux autres
symptômes que j'ai décrits succède un abattement
général. L'enflure des pieds et des jambes augmente
sensiblement, et ils se couvrent de taches noires

qui, s'étendant rapidement de l'une à l'autre, donnent à tout le membre un caractère de sphacèle...

« Je reviens aux autres symptômes de cette période
du scorbut. La langue est couverte d'un enduit visqueux et brunâtre ; l'ulcération des gencives s'étend
profondément vers les alvéoles et l'intérieur de la
bouche, attaquant le voile du palais et même l'arche
palatine. Les dents deviennent branlantes, et leur
perte est souvent accompagnée d'une hémorrhagie
difficile à arrêter. Les yeux ont une expression triste,
les paupières sont enflées et bouffies ; une sueur
froide, nauséabonde, paraît sur tout le corps, mais
surtout sur l'abdomen et les extrémités. C'est elle
qui donne à la peau un aspect si brillant. Les sphinc-
ters de l'anus se relâchent, et la diarrhée, qui souvent
dégénère en un flux dyssenterique et colliquatif s'é-
tablit. L'urine ne passe qu'avec difficulté, à cause de
la paralysie consécutive de la vessie. Il faut alors introduire fréquemment le cathéter, ou même le laisser
en permanence dans la vessie. La difficulté de respirer et l'oppression deviennent extrêmes, et de forts
accès de toux font souvent que le mucus expectoré
se teint de sang d'une couleur noire et d'une odeur
fétide. Le pouls devient plus faible, filiforme, et disparaît insensiblement. Les forces de l'individu sont
entièrement éteintes, et il a de fréquentes attaques
de syncope. Les taches noires, qui n'étaient d'abord
que de simples ecchymoses, prennent le caractère

d'une véritable gangrène qui détruit l'organe qu'elle
atteint. L'hydropisie se montre, les fonctions vitales
cessent, et le patient expire, lentement, mais sûrement. »

Toutefois, comme nous l'avons déjà dit, il ne faut
pas croire que le scorbut se manifeste toujours aussi
clairement. On rencontre souvent des cas dans lesquels il semble qu'on se trouve en présence d'une
autre maladie qui n'est en réalité qu'un symptôme
de l'affection scorbutique. Ou bien, le scorbut peut
être si bien masqué par une maladie coexistante,
que sa présence devient une affaire de déduction
plutôt que de preuve réelle. Nous nous proposons de
consacrer un court espace à l'examen de ces complications.

On rencontre fréquemment le scorbut associé à la
dyssenterie et au typhus, dans les fièvres typhoïdes.
Nous avons eu nous-même à traiter beaucoup
de cas de ces combinaisons. Le docteur Tholozan,
dans un travail lu à l'Académie française de médecine, en parle en ces termes :

« La dyssenterie, le scorbut et le |typhus, tels que
nous les connaissons par les descriptions classiques,
consistent en groupes de phénomènes morbides parfaitement distincts les uns des autres. Lorsque ces
affections se rencontrent isolément et sans complications, il est facile de les reconnaître et nul obser-

vateur ne s'y trompera. Mais lorsque les maladies sont mêlées l'une avec l'autre, ou, comme cela arrive quelquefois, lorsque toutes trois sont jointes ensemble, formant, ainsi qu'on l'a si souvent observé dans les armées, des maladies composées offrant un mélange des caractères des types spéciaux, le problème pathologique se complique. La dyssenterie présente les signes caractéristiques du scorbut, le scorbut est accompagné de délire, comme le typhus, ou plutôt les flux dyssenteriques emportent le malade, et ceux affectés de typhus ont la dyssenterie et deviennent scorbutiques. Les exemples de ces mélanges ne sont pas rares, car presque tous les cas sérieux sont ainsi compliqués. Telle a du moins été ma propre expérience durant l'hiver de 1854 à 1855, à Constantinople. »

Pincoffs[1] indique aussi la fréquence avec laquelle le scorbut se joignit à d'autres maladies durant la guerre de Crimée. Il dit :

« Le typhus faisait alors de grands ravages, et je suis convaincu que sa principale cause, assurément la cause de sa grande mortalité, fut le scorbut. Sur 20 malades admis pendant cette période (hiver de 1854-55), 18 étaient ordinairement plus ou moins scorbutiques ; 8 environ étaient si profondément affectés

---

[1] *Expériences d'un praticien civil dans les hôpitaux militaires d'Orient.*

(comme l'indiquaient les ulcères rongeants, la gangrène de la bouche, l'hydropisie générale et la diarrhée chronique), que la guérison était impossible. »

Il émet aussi l'opinion que sur les 23,587 cas de maladies de l'estomac et des intestins, 10,970 cas de fièvre, et 2,023 cas de congélation qui se présentèrent, la grande majorité était scorbutique.

Macleod[1] rapporte aussi que parmi les troupes de Crimée le scorbut ne se distinguait pas d'habitude par les signes ordinaires, car il était le plus souvent masqué par quelque autre affection.

Dans les rapports officiels faits au gouvernement anglais par les officiers du service de santé, on trouve les mêmes assertions. Il y est dit[2] :

« Par les détails ci-joints on comprendra promptement que le scorbut a joué un grand rôle dans l'armée à une certaine période. On doit remarquer, cependant, que les chiffres ne donnent qu'une idée incomplète de la part de désastres qu'il causa parmi les troupes; car, bien qu'il ne se soit que rarement présenté sous une forme bien définie, et comme affection indépendante, il prévalut largement. Dans

---

[1] *Notes on the Surgery of the war in the Crimea. — Notes sur la chirurgie de la guerre de Crimée*, Londres, 1858, p. 69.

[2] *Medical and surgical History of the british Army. — Histoire médicale et chirurgicale de l'armée anglaise qui servit en Turquie et en Crimée*, etc., vol. II, p. 171.

un très-grand nombre de cas il y eut des signes évidents de scorbut comme complication d'autres maladies, telles que fièvre et maladies des intestins. On peut assurer en effet que pendant les six premiers mois du siége toutes les affections morbides qui sévirent sur les premiers débarqués portaient plus ou moins distinctement l'empreinte du scorbut. Le fait est constamment établi par les officiers du service de santé. C'est ainsi que le docteur Marlon, du 28ᵉ régiment, remarque que, « bien qu'il y ait en apparence peu de cas de scorbut pur portés sur le rapport, presque chaque admission à l'hôpital donnait des signes non équivoques de l'affection scorbutique. »

Revenant aux autorités françaises, nous trouvons que Baudens[1] indique aussi « que le scorbut se montra sous une forme épidémique, et qu'on le vit rarement sans complication de diarrhée, de fièvre intermittente et rémittente, de bronchite, pneumonie, etc. Ces complications furent les causes les plus directes de la mortalité que produisit le scorbut. »

Scrive[2] dit qu'à la fin de février il existait plus de 5,000 cas de scorbut, dans lesquels la maladie était

---

[1] *La guerre de Crimée,* etc., Paris, 1858.
[2] *Relation médico-chirurgicale de la campagne d'Orient*, Paris, 1857.

bien marquée. Quelques malades n'avaient que le
scorbut ; chez d'autres, il était associé à la diarrhée,
à la dyssenterie, au typhus et aux affections typhoïdes.
Le plus souvent il accompagnait les cas de congélation, à laquelle il rendait les individus beaucoup
plus sujets. Ces complications étaient terribles ; les
malades étaient incapables de leur résister.

Pendant mon service au Nouveau-Mexique et au
Kansas, je fus témoin d'un grand nombre de cas de
scorbut qui étaient plus ou moins masqués par
quelque affection dominante. La diarrhée et la dyssenterie étaient des complications fréquentes et furent souvent les seules preuves de l'affection scorbutique, sauf quelquefois la présence de très-petites
ecchymoses aux jambes, à peine différentes de mor-
sures de puce. On ne pouvait pas toujours les découvrir, et pourtant il ne pouvait y avoir aucun
doute quant au caractère scorbutique de la maladie,
car elle cédait toujours promptement au traitement
antiscorbutique, et résistait obstinément à celui qui
était dirigé contre les signes manifestes.

Mais le symptôme le plus ordinaire du scorbut,
capable de causer une erreur de diagnostic et dont j'ai
moi-même été témoin, fut un symptôme semblable à
ce qui se passe ordinairement sous le nom de rhumatisme chronique. Il consistait en très-fortes douleurs dans les muscles des jambes et du dos, s'ag-
gravant vers le soir. L'aspect de la peau n'était pas

du tout altéré pendant quelque temps ; il n'y avait non plus aucun ramollissement des gencives. Les muscles n'étaient ni contractés d'une manière permanente, ni plus durs qu'à l'état normal. La marche de la maladie fut, dans beaucoup de ces cas, arrêtée à cette phase par un traitement approprié, mais dans d'autres le scorbut se développa complétement. Nous pensons qu'il est hors de doute qu'un grand nombre des cas désignés dans les rapports médicaux comme rhumatismes chroniques ne sont en réalité que le scorbut. Dans l'ouvrage officiel que nous avons déjà cité[1], nous trouvons à ce sujet la mention suivante :

« Un des symptômes précurseurs les plus constants du scorbut était une forme obscure de rhumatisme musculaire. Le malade se plaignait de douleurs vives dans les jambes, et ses mouvements étaient lents et pénibles. Il n'y avait dans ces cas aucune inflammation articulaire, et bien qu'il y eût en général de l'œdème des pieds et des jambes, il n'y avait qu'une faible augmentation de volume du cou-de-pied ; on a probablement pris quelquefois l'affection pour un rhumatisme, et peut-être l'a-t-on traitée comme telle ; mais c'était purement un des signes de la cachexie générale, avantageusement traitée par un retour au bien-être ordinaire de la vie. »

[1] *Histoire médicale et chirurgicale de l'armée anglaise.* etc, p. 175.

L'héméralopie et la nyctalopie, que l'on rencontre fréquemment parmi les soldats et les matelots, sont sans aucun doute dues à l'affection scorbutique. Le docteur Coale[1], de la marine des États-Unis, a vu plusieurs cas de nyctalopie dans le scorbut qui se montra à bord de la frégate *Colombie*, en 1858, 1859 et 1840. Le docteur Foltz[2] a été témoin de plusieurs cas de ces singulières affections accompagnant le scorbut qui attaqua l'équipage de la frégate des États-Unis, *Raritan*, en 1846.

Dans la guerre de Crimée, l'héméralopie, bien qu'elle ne soit pas mentionnée dans les rapports officiels dont nous avons donné des extraits, accompagnait ordinairement le scorbut, selon Macleod[3], parmi les troupes anglaises.

Je n'ai vu que deux cas de ces affections, et ils présentaient sans aucun doute un caractère scorbutique. L'un et l'autre étaient des cas d'héméralopie ou cécité pendant le jour, et se présentèrent au Nouveau-Mexique. La cécité était presque complète par un jour clair et brillant. A l'approche du soir, les malades commençaient à voir plus distinctement, et au crépuscule la vision redevenait à peu près naturelle.

Nous ne devons pas oublier de mentionner que

[1] *Journal américain des sciences médicales*, vol. III, p. 6.
[2] *Idem*, vol. XV, p. 58.
[3] Ouvrage cité, p. 71.

l'influence de la diathèse scorbutique modifie le caractère des blessures, cause la gangrène, produit des excoriations, empêche la réunion des os fracturés, etc. Nous ne pouvons cependant qu'appeler simplement l'attention sur ces complications.

Nous avons indiqué un peu longuement les associations du scorbut avec d'autres maladies, parce que de nombreuses observations nous ont convaincu qu'une cause puissante de ces maladies, la condition scorbutique du système, est fréquemment négligée dans le diagnostic et dans le traitement. Le chirurgien militaire ne saurait être trop circonspect dans l'examen des malades soumis à des conditions favorables au développement du scorbut. Il trouvera fréquemment, par une observation attentive, que de nombreux cas de fièvre typhoïde de diarrhée, dyssenterie de rhumatismes, congélations, etc., sont dus en grande partie à cet état de corruption du sang, qui est le signe caractéristique essentiel du scorbut, alors même qu'il manquerait un grand nombre des symptômes principaux de cette maladie. Il verra aussi que sous l'influence d'un traitement hygiénique et médical convenable, les maladies qui ont résisté à toutes les mesures de la routine seront évincées, ou, ce qui est infiniment préférable, entièrement prévenues.

PATHOLOGIE

Le caractère purement pratique de ce mémoire ne comporte pas une description étendue de la pathologie du scorbut. Cependant, pour donner une idée exacte de la prophylaxie et du traitement, il est nécessaire de mettre sous les yeux du lecteur quelques-uns des points les plus saillants de cette partie du sujet.

D'abord nous examinons l'état du sang, et nous y trouvons une différence très-notable avec la condition normale de ce fluide. Nous n'allons donner qu'un résumé de nos propres recherches à cet égard :

1° La quantité *d'eau* est augmentée, et la somme de *matières solides* diminuée ;

2° La *fibrine* s'y trouve en plus grande quantité ;

3° Il y a une diminution prononcée des *globules ;*

4° La quantité d'*albumine* est également diminuée ;

5° La somme des *principes inorganiques* est considérablement moindre ; la diminution porte surtout sur la *potasse*, la *chaux* et le *fer*.

Telles sont les principales altérations qui accompagnent la présence du scorbut, ainsi que plusieurs analyses nous ont mis en état de nous en assurer.

Il ne serait pas raisonnable de dire que l'une de

ces altérations des caractères normaux du sang est
la *cause* immédiate de la diathèse scorbutique.
Garrod croit que l'insuffisance de la potasse est la
cause du scorbut. Nous avouons que telle était autrefois notre opinion, mais une observation plus
étendue nous en a prouvé l'inexactitude. La disparition du scorbut sous l'influence de la potasse n'est
pas un argument qui puisse soutenir cette théorie,
car nous nous sommes assuré que le fer amène aussi
la guérison, et cela plus rapidement que la potasse.
Sans doute, l'insuffisance de ce dernier principe a
son importance dans la pathologie de la maladie;
mais c'est dans l'ensemble de toutes les altérations
de la constitution normale du sang que nous devons
chercher la cause immédiate de la diathèse scorbutique.

Nous avons vu qu'il est plus que probable que la
cause immédiate ou essentielle du scorbut est une
altération morbide dans la constitution du sang.
Nous allons maintenant considérer la cause prédisposante ou excitante.

On a cru que l'usage prolongé de la nourriture
salée était la principale cause du développement du
scorbut. Cette opinion reposait en apparence sur
un fondement légitime, car la maladie a été principalement observée parmi ceux qui se trouvaient
soumis pendant longtemps à ce genre d'alimentation. Mais il est parfaitemen' établi maintenant que

l'usage de la nourriture salée ne suffit pas d'ordinaire pour produire le mal ; il s'y joint diverses
circonstances qui influent tout autant, sinon plus,
sur la production de la diathèse scorbutique.

Les causes du scorbut peuvent être divisées en
trois classes : les causes *physiques*, les causes *morales* et les causes *diététiques*.

Causes physiques. — L'*obscurité* et le *froid* sont
des agents importants de la production du scorbut.
Les voyageurs, dans les régions polaires, ont été
parfaitement en état d'en constater l'influence.
Pendant l'hiver le scorbut s'y est toujours montré
avec plus de force que pendant l'été, bien que le
genre de nourriture restât le même. Le docteur
J. J. Hayes nous a confirmé qu'il ne saurait exister
un doute à cet égard. Cependant, ces causes ne suffisent pas à elles seules, car, pendant le récent
voyage de cet éminent explorateur, le scorbut a été
complétement prévenu par les excellentes mesures
qu'il a adoptées, et dont nous aurons bientôt occasion de parler.

L'*humidité* est aussi une cause puissante du scorbut. On a pu s'en convaincre en Crimée, où les
hommes de l'armée alliée sont restés pendant longtemps exposés à une humidité excessive dans les tranchées et même dans leurs tentes et leurs baraques.

L'air impur est encore une cause physique du
scorbut. Le docteur Hayes attribue surtout à l'excellent système de ventilation qu'il adopta, de n'avoir
pas eu des cas de scorbut parmi ses hommes.
Dans la marine des États-Unis, on a souvent remarqué que le scorbut était beaucoup plus violent
sur les vaisseaux où l'on ne faisait que peu d'attention au renouvellement de l'air, que sur ceux
où l'on se préoccupait d'une bonne ventilation.
Nous avons eu plusieurs fois l'occasion de voir la
maladie se déclarer parmi les troupes rassemblées
dans de petites casernes, tandis que celles qui
avaient beaucoup d'espace en étaient exemptes, les
conditions restant d'ailleurs les mêmes. Au Nouveau-
Mexique, les soldats étaient souvent serrés sur deux
ou trois rangées de lits et couchés deux à deux. Il
ne peut exister de doute sur l'état de l'atmosphère
le matin dans un lieu si encombré et sur l'influence
marquée qu'elle doit avoir dans la production du
scorbut.

Il arrive souvent que les conditions physiques que
nous venons d'énumérer se trouvent réunies. Le
docteur Opitz[1], dans une excellente monographie,
montre que le froid, l'humidité et le mauvais air
furent les principales, sinon les seules causes de
l'épidémie de scorbut qui attaqua la garnison au-

____

[1] *Ueber Skorbut : Vierteljahrschrift für die praktische Heil-
kunde*, Band LXIX, 1861, p. 108.

trichienne de Ranstatt en 1852. Sur 4,500 hommes, 610 furent atteints. L'état défavorable de l'atmosphère, l'humidité combinée au froid, et la nature miasmatique de l'air dans l'espace restreint des casernes, sont les causes auxquelles Opitz attribue principalement l'épidémie.

Le *manque d'exercice*, d'une part, et l'*excessive fatigue physique*, d'autre part, figurent parmi les causes excitantes du scorbut. L'influence de la première a été remarquée parmi les explorateurs du pôle, et celle de la seconde, parmi les soldats surchargés de travail de l'armée alliée.

Causes morales. — Les causes morales du scorbut, bien que d'une influence peut-être moins apparente que celles qui précèdent, ont cependant une importance considérable.

La *nostalgie* est une cause excitante de scorbut très-commune. C'est à elle et à l'*abattement moral* qu'elle produit qu'il faut en grande partie, attribuer la violence du scorbut qui a été si fatal aux explorateurs du pôle. La *dépression morale* est si bien reconnue comme une cause de cette maladie, que les navigateurs ont employé tous les moyens possibles pour s'en préserver.

Nous sommes convaincu qu'un grand nombre des cas de scorbut qui se déclarent parmi les émigrants

en Californie et dans l'Orégon, sont dus à l'abattement et à l'anxiété. Le scorbut s'est toujours montré
plus persistant et plus violent dans les armées et dans
les flottes pendant les périodes d'inaction forcée, ou
de découragement produit par un désastre ou une
défaite.

Causes diététiques. Sans aucun doute, les agents
les plus efficaces dans la production du scorbut sont
ceux qui dépendent de l'usage prolongé d'une nourriture dépourvue des substances dont l'organisme
a besoin pour sa nutrition parfaite, ou bien d'une
nourriture trop invariable.

On a supposé pendant longtemps que le scorbut
était dû à l'ingestion continue de la *viande salée*. Il
est douteux, cependant, que ce soit exact. Ce n'est
pas tant l'usage de la nourriture salée, que la privation d'une nourriture végétale succulente, qui cause
le scorbut. Le docteur Hayes, il est vrai, nous a in-
formé récemment qu'il pense que la préservation de
ses hommes a été due en grande partie à ce qu'ils
eurent de la chair de renne fraîche en si grande
abondance, qu'ils n'eurent pas besoin de recourir aux
provisions salées. Nous avons néanmoins de nombreux exemples de scorbut alors que la viande fraîche formait le principal élément de la nourriture,
et nous en avons vu nous-même beaucoup de cas
parmi des troupes qui avaient de la viande fraîche

quatre fois par semaine, et se nourrissaient les
trois autres jours de gibier qu'elles se procuraient
elles-mêmes. Il ne faut pas oublier non plus que
le docteur Hayes avait à sa disposition une grande
quantité d'antiscorbutiques qu'il distribuait largement à ses hommes, et qu'il employait aussi tous
les autres moyens capables de prévenir la maladie.

La *privation de nourriture végétale fraîche* est
indubitablement une cause puissante du scorbut. Il
est très-rare que cette maladie se montre là où l'on
peut se procurer cette nourriture en abondance. Il
ne faut pas en conclure cependant que le scorbut
ne paraisse pas quelquefois parmi les gens qui mangent beaucoup de végétaux frais. Lorsqu'il en est
ainsi, les causes morales et physiques que nous
avons mentionnées sont si puissantes, qu'elles sur-
montent toute résistance.

Le docteur Pincoffs dit, dans l'ouvrage que nous
avons déjà cité :

« Les Turcs, qui mangent peu de viande et beaucoup de fruits, ont beaucoup souffert du scorbut. Le
docteur Leudersdoff, qui était chargé d'un hôpital
turc pendant la guerre de Crimée, avait 60 lits occupés uniquement par des scorbutiques, et il en était
de même, dit-il, dans tous les hôpitaux, grands et
petits, à Eupatoria. On a beaucoup d'exemples de
l'apparition de la maladie, alors même qu'il y a des
végétaux frais en abondance. »

Une cause plus influente peut-être qu'une nourriture salée, ou que la simple privation de nourriture végétale fraîche, c'est l'*uniformité d'alimentation* à laquelle les soldats et les matelots sont si fréquemment soumis.

L'extrait suivant d'un ouvrage que nous avons déjà cité met à sa véritable place toute la question de nourriture comme cause de scorbut [1] :

« On a jusqu'ici pensé généralement que le scorbut doit être attribué surtout, sinon tout à fait, à l'usage des provisions salées, et qu'il n'est que peu à redouter si elles n'entrent pas pour une large part dans la nourriture quotidienne ; mais, quelque paradoxale que la chose puisse paraître, il est certain qu'il serait extrêmement difficile de prouver que le scorbut soit plus intimement lié à l'usage de la viande salée qu'à celui de la viande fraîche, car on observe la maladie non-seulement lorsque l'alimentation se compose de provisions salées, mais aussi lorsqu'elle est exclusivement constituée par les provisions fraîches. Ainsi, après la campagne de 1848-49 (qui se termina par l'annexion du Pendjab), les travaux d'agriculture furent interrompus pendant une saison dans une partie de cette province, et les troupes d'occupation eurent en conséquence à souffrir du manque de légumes frais.

[1] *Medical and surgical History of the bristish Army, which served in Turkey and in Crimea*, etc.

Elles furent néanmoins pourvues en abondance de viande fraîche et de pain d'excellente qualité, et cependant le rapport annuel mentionne plusieurs cas de scorbut, dans le 24ᵉ régiment. La maladie se montra aussi dans d'autres corps à un degré tel, que l'on fut obligé d'envoyer chercher à une grande distance et à très-grands frais des provisions de pommes de terre ; lorsqu'on en eut en quantité suffisante, le chef du service de santé recommanda de les employer comme salade, assaisonnées au vinaigre, afin qu'elles pussent produire tout leur effet curatif.

« Pendant quelques années après l'établissement des différentes stations pour les troupes dans les montagnes de l'Himalaya, on ne pouvait, à cause de la position de ces stations, se procurer des légumes frais en quantité suffisante ; puis plus tard les approvisionnements furent interrompus par la guerre des Sutlej ; or, quoique le soldat fût pourvu de bonne viande fraîche et de bon pain, le scorbut non-seulement se déclara, mais fit un grand nombre de victimes parmi les hommes et les femmes ; et il devint nécessaire de relever les corps à de courts intervalles, après leur avoir donné le temps de se rétablir quelque peu des suites d'un séjour prolongé sous le climat brûlant des plaines, et avant qu'ils ne fussent trop profondément atteints du scorbut dans les montagnes. Dans ce dernier cas, les causes directes de la dyssenterie se trouvaient réunies : brouillards épais, pluies périodiques, vents froids, et localités élevées : aussi le scobut se montra-t-il associé à la dyssenterie, et ce fut là, croyons-nous, que fut reconnue pour la première fois l'application convenable de l'expression dyssenterie scorbutique dans un sens général.

« Sir John Hall, parlant de la cause du scorbut, fait observer qu'on a beaucoup insisté sur la production du scorbut par l'usage de la viande salée. Mon opinion personnelle est que d'autres influences agissaient aussi pour amener la dépression des forces vitales et l'état cachectique dans lequel tombaient les hommes. J'ai vu en effet autant de cas de scorbut au Cap, dans la campagne de 1846-47, qu'il y en a eu en Crimée ; et cependant au Cap aucun soldat ne consommait, en campagne, de viande salée. Le riz faisait partie intégrante des rations ; et si l'on en avait eu en Crimée dans les mois de décembre 54 et janvier 55, les résultats auraient été à peu près les mêmes.

« Le docteur Crawford, parlant de l'apparition du scorbut dand le 18ᵉ régiment pendant le dernier hiver en Crimée, fait les remarques suivantes pour éclairer la question des causes du scorbut et la nature de leur action :

« Lorsque les hommes sont soumis pendant longtemps à une alimentation particulière, sans qu'il soit possible d'y ajouter des choses que l'instinct leur apprend à chercher, il est essentiel de bien proportionner la quantité des divers principes nutritifs et de veiller à ce que les individus ainsi nourris soient placés dans des circonstances favorables. La nécessité de substituer une classe d'éléments nutritifs à une autre, en l'absence de la proportion nécessaire de l'une d'elles, ne tarde pas à se faire sentir. Il s'est présenté naguère un exemple de cette nature. Un détachement d'Européens stationné à Meanday fut nourri pendant plusieurs mois de bœuf frais à discrétion et de biscuit, et l'on donna en outre aux hommes du rhum et du riz ; mais ils n'avaient pas de végétaux frais, ni rien qui les remplaçât. D'abord les hommes continuèrent à paraître robustes et pleins de santé, mais au bout de trois mois le scorbut fit son apparition. La tuméfaction des gencives, des pustules pourprées aux extrémités, une dyssenterie hémorrhagique et des écoulements de sang venant de l'estomac et des intestins (pendant la période de chaleur des fièvres intermittentes qui sévissaient alors) marquèrent le début de la maladie. On se procura du jus de citron dont on usa largement, et le scorbut céda rapidement. Le jus de citron ou les sels riches en potasse, dit-il ensuite, arrêtèrent généralement, dans des circonstances semblables, la marche du scorbut ; et il ajoute : « Il est à peine nécessaire d'observer que les éléments azotés ou albumineux étaient surabondants. »

Le rapport dit ensuite :

« Comme l'expérience militaire a montré que dans certaines circonstances le scorbut se lie à l'usage exclusif de provisions fraîches, il faut donc convenir que la maladie n'a aucun rapport particulier, ou du moins exclusif, avec la viande salée; et que si la maladie a suivi plus souvent l'usage de cette dernière, c'est seulement parce qu'il y a quelque action coopérative associée fréquemment à la consommation des salaisons, action qui ne peut pas avoir lieu lorsque les provisions fraîches constituent la nourriture, excepté dans des conditions d'existence inusitées ou artificielles. Cette action, cette cause, n'est autre que le manque de variété de la nourriture, l'uniformité de l'alimentation ; et si, par les faits qui précèdent, nous en considérons les effets comme expliqués dans des conditions de vie anormales, nous reconnaîtrons que ses conséquences dans des conditions d'existence artificielles, qui sont notre propre ouvrage, ont trouvé des témoignages abondants dans l'histoire de nos prisons, de nos ateliers, et peut-être aussi de nos écoles et de nos comptoirs.

« Le manque de variété dans l'alimentation constitue la véritable cause du scorbut; mais le meilleur moyen de le prévenir ou de le combattre ne con-

siste pas simplement dans l'usage de la nourriture
animale ou végétale, mais dans celui d'une nourriture animale associée à une nourriture végétale de
propriétés variées. Nous avons déjà vu que le scorbut et les affections qui l'accompagnent peuvent se
montrer durant l'usage exclusif de viande fraîche et
de pain ; mais nous ne croyons pas que la maladie
ait jamais été observée lorsque la nourriture se com-
posait de viande et de végétaux de divers genres en
proportion convenable. »

Nous sommes convaincu néanmoins que ni les
causes physiques, ni les causes morales, ni les causes
diététiques du scorbut ne suffisent chacune isolément
pour produire la maladie. Ce n'est que lorsque ces trois
classes de causes sont unies que le scorbut se montre.
Peut-être la principale cause est-elle le manque de
variété dans la nourriture, sur lequel les extraits qui
précèdent insistent si fortement ; mais cette cause
seule ne donnera pas naissance au scorbut, car autrement nous verrions les Indiens de nos prairies
occidentales en être constamment affectés, et les Es-
quimaux se trouveraient toujours sous l'influence
de la diathèse scorbutique. Nous avons le scorbut
lorsque à une nourriture insuffisante se joignent la
dépression morale et l'exposition à l'humidité et au
froid, et nous ne l'avons pas autrement.

Il est extrêmement important de ne pas oublier

ce fait. On a trop l'habitude, dans l'armée, de rejeter toute la faute sur la nourriture, et d'ignorer entièrement les causes physiques et morales du scorbut. L'inspecteur de santé devra donc se tenir en garde contre toutes ces influences. Il peut beaucoup pour neutraliser leur pouvoir.

Moyens de préserver du scorbut. — Lorsque nous connaissons les causes d'une maladie, nous pouvons faire beaucoup pour la prévenir. Quand le scorbut se montre, il y a quelqu'un à blâmer ; car les causes du mal sont tout à fait sous notre contrôle. Comme elles sont physiques, morales et diététiques, nos mesures préservatrices se rangent aussi dans ces trois classes.

Moyens physiques de préservation. — En première ligne figure l'adoption de mesures capables d'assurer une quantité suffisante d'air pur. Cela peut très-bien se faire dans les casernes en donnant à chaque soldat au moins 600 pieds cubes d'espace, et en ouvrant la fenêtre (lorsqu'on n'a pas d'autre moyen de ventilation) de manière à permettre la libre entrée de l'air extérieur et la sortie de celui qui est devenu impur. Les soldats, comme les civils, ont une trop grande horreur du courant d'air, et il faudra à cet égard des ordres positifs et une surveillance constante.

Dans les camps, les tentes ne devront pas être trop rapprochées ; elles ne seront pas entassées ; on les pliera chaque fois qu'il fera beau, et la literie sera complétement aérée ; au moins une fois par semaine , les tentes devraient être déplacées de quelques pieds, de manière à couvrir un terrain frais.

En outre, il devrait y avoir une police parfaite. Dans un camp que nous avons récemment visité comme officier inspecteur, les immondices qui s'étaient accumulées pendant six semaines étaient jetées à la pelle au milieu des rues de manière à former de hauts sillons, et on les laissait se décomposer. Peut-il y avoir quelque chose de plus dégoûtant ?

On ne peut pas toujours, dans la vie militaire, éviter l'exposition au froid et à l'humidité ; on peut cependant amoindrir considérablement leur influence au moyen de vêtements chauds et imperméables.

On devrait toujours insister sur un exercice corporel modéré. C'est toujours là un des meilleurs moyens préservatifs contre le scorbut. Armstrong[1] dit que les hommes de l'*Investigator* étaient obligés de prendre cinq heures d'exercice par jour. Le docteur Hayes insistait toujours aussi pour que ses hommes prissent un exercice convenable. Nous pensons que

---

[1] *Observations sur l'hygiène navale et le scorbut.*

c'est à cette particularité et aux excellents moyens qu'il avait pris pour assurer la ventilation, qu'il faut surtout attribuer la préservation de ses hommes.

Fatigue corporelle excessive. — Lorsqu'elle est exigée des soldats par les nécessités militaires, ils doivent naturellement s'y soumettre ; mais elle peut parfois être évitée. Un bon commandant ne fatiguera jamais ses hommes inutilement. Les exercices fatigants avant le déjeûner n'auront pas de suites funestes, si l'on fait prendre aux soldats du café chaud.

Moyens préservatifs moraux. — La gaieté dans une armée peut faire beaucoup de bien. On devrait encourager des jeux de divers genres, surtout ceux qui demandent l'exercice au grand air. On dit que sir Édouard Parry prévint le scorbut parmi ses hommes en employant tous les moyens en son pouvoir pour répandre la gaieté parmi eux. Des livres amusants sont d'utiles agents pour atteindre ce but. Les théâtres devraient aussi être encouragés. La musique est le moyen le plus important pour semer la bonne humeur dans les corps. Son utilité à cet égard ne saurait être trop prisée, et il faut espérer qu'on ne l'abolira pas. Nous n'avons jamais vu un soldat intelligent ne pas prendre plaisir à la musique militaire. Bien qu'elle soit souvent mauvaise, elle est préférable à rien, et, si elle ne donne pas la plus grande satisfaction possible, du moins elle amuse.

Moyens préservatifs diététiques. — On a toujours fait beaucoup de cas de ces moyens. On peut dire qu'ils sont infaillibles lorsqu'ils sont convenablement employés. Pendant très-longtemps on a considéré le *jus de citron* comme l'agent le plus précieux que nous possédions pour prévenir le scorbut. Depuis son emploi par les Hollandais, au commencement du seizième siècle, il n'a rien perdu de l'estime du monde civilisé, et a pendant de longues années fait partie de la ration des matelots dans les conditions où ils pouvaient être sujets au scorbut. Dans la marine anglaise, le jus de citron se donne lorsque les hommes ont été pendant quatorze jours à la viande salée. Grâce à ce seul moyen, le scorbut a été presque extirpé des flottes modernes. L'acide citrique n'est point son succédané, car il est presque complétement inerte, ainsi que nous l'a prouvé l'expérience.

On peut à peine dire que les acides végétaux purs soient des antiscorbutiques. Le vinaigre ne saurait donc être considéré comme tel. Le jus de citron doit sans doute ses propriétés précieuses au percitrate de potasse qu'il contient.

Nous avons déjà parlé de l'efficacité de la potasse

comme antiscorbutique. Dans un travail publié dans le *Journal américain des Sciences médicales*, de janvier 1855, nous avons donné le résultat de notre expérience à cet égard jusqu'à cette époque. Depuis lors nous avons eu de nombreuses occasions de l'employer, et nous n'avons rien vu qui puisse modifier notre opinion sur sa grande valeur, comme prophylactique du scorbut; nous la regardons comme inestimable. A Cebolleta, au Nouveau-Mexique, où nous avons résidé pendant plusieurs années, les hommes de la garnison n'eurent jamais le scorbut, ou du moins il ne prit jamais naissance dans la place même, bien qu'il fût très-fort en d'autres endroits du territoire. En analysant l'eau, on trouva qu'elle contenait une forte proportion de potasse, et c'est à ce fait que l'on attribua d'avoir été préservé du scorbut.

Le bitartrate est peut-être la meilleure forme sous laquelle on puisse employer la potasse comme antiscorbutique. Il est plus facile à conserver et à transporter que le jus de citron, et, en outre, il est meilleur marché. Une once par jour, lorsque les hommes sont placés de manière à être sujets au scorbut, préviendrait le mal complétement, nous en sommes certain. Dissous autant que possible dans l'eau, avec addition d'un peu de sucre, il donne une boisson très-agréable.

L'efficacité de la potasse est d'autant plus fortement

démontrée, que ce sont les végétaux les plus estimés comme antiscorbutiques qui en contiennent le plus. Ainsi, outre le jus de citron, dans lequel nous la trouvons à l'état de sel acide, les *pommes de terre*, qui sont presque aussi efficaces, en contiennent en proportion considérable. Au Nouveau-Mexique, lorsque l'hiver fut passé, nous obtînmes les meilleurs résultats de l'usage en salade des sommités du *chenopodium album* arroche (bonne-dame), une des premières plantes du printemps. Les hommes le dévoraient avec une grande avidité. A l'analyse du suc, on y trouva de la potasse en abondance.

L'*oseille* (*rumex acetasella*), qui a aussi une très-grande valeur comme antiscorbutique, doit sa propriété au sel acide, le bioxalate de potasse, qu'elle contient. Ces deux plantes se trouvent dans toute l'étendue des États-Unis.

Les *conserves* et la *choucroute* sont aussi de précieux antiscorbutiques, bien qu'on ne puisse pas les comparer aux précédents.

Les Français se trouvèrent très-bien en Crimée de l'usage de la *dent-de-lion* (*leontodon taraxacum*), que les soldats cueillaient abondamment et mangeaient au vinaigre.

Nous pourrions citer un grand nombre d'autres antiscorbutiques spéciaux, mais nous croyons en avoir dit assez pour appeler l'attention sur les plus précieux. Presque tous les végétaux succulents don-

neront à la nourriture ordinaire du soldat une variété qui préviendra le scorbut. Si notre armée devait
toujours avoir ration entière (ce que l'on ne peut
guère espèrer), il y aurait peu de probabilités pour
que le scorbut y fît son apparition. Le congrès a sa-
gement agi en ajoutant les pommes de terre à la ration.

Traitement du scorbut. — Il ne reste que peu de
choses à dire à cet égard. Le traitement général est
celui que nous avons indiqué comme le plus propre
à prévenir la maladie. Le traitement spécial doit être
dirigé contre les symptômes particuliers qui appel-
leront l'attention. Les mesures à prendre ne sont que
de simples adjuvants des moyens physiques, moraux
et diététiques sur lesquels nous avons insisté, et qui
feront d'eux-mêmes disparaître toute manifestation
locale du scorbut. Cependant on pourra laver les
gencives enflées et spongieuses avec une solution de
tannin ou une solution étendue de persulfate de fer.
Les ulcères seront traités conformément aux principes genéraux applicables ; les meilleurs moyens seront en général de faibles astringents ou des stimulants doux.

Les articulations roides seront frictionnées avec un
liniment excitant, ou soumises fréquemment à un
mouvement passif. S'il y avait une fausse ankylose,
le membre serait étendu de force et fixé par des

moyens mécaniques. Dans les circonstances indiquées, nous avons souvent réussi à rétablir ainsi la mobilité complète des articulations.

Un *traitement tonique* a été recommandé dans le scorbut. Nous ne pensons pas qu'il soit souvent nécessaire. Le fer cependant est toujours utile, et mérite une place élevée parmi les remèdes contre cette maladie. Nous n'avons point reconnu par l'expérience que ce fût un prophylactique, mais il est très-précieux comme antidote de la diathèse scorbutique. Nous employons ordinairement de préférence la teinture de chlorure à la dose de 50 gouttes, trois fois par jour. Les bons effets en deviennent bientôt manifestes.

Les *bains* fréquents sont aussi un précieux adjuvant; ils doivent être tièdes, afin de ne pas épuiser ni déprimer les forces vitales.

Pour conclure, nous ne pouvons que répéter ce que nous avons déjà dit: le scorbut est par excellence une maladie que l'on peut prévenir. Un cas de scorbut dans un camp ou une garnison est un reproche pour quelqu'un. Que les membres de notre profession, chargés du soin médical de nos soldats malades, veillent donc à ce que l'odieux n'en retombe pas sur eux!

VACCINATION

DANS LES ARMÉES

PAR

F. G. SMITH ET ALFRED STILLÉ

VACCINATION

DANS LES ARMÉES

En vue de la possibilité des épidémies de petite
vérole dans nos camps, et du fait bien établi de sa
grande contagion, même dans les circonstances les
plus favorables, la question de protéger nos armées
contre ses ravages se recommandait d'elle-même, et
d'une façon toute spéciale, à la Commission sanitaire. Sur sa demande, nous avons préparé un
résumé des autorités les plus récentes au point de
vue de la prophylaxie, et nous le soumettons, avec
la sanction de la Commission, à l'examen des médecins au service du gouvernement. Il est inutile
de faire l'historique de la vaccination, sujet que
nous croyons familier à tous ceux auxquels ces li-

gnes s'adressent ; mais la question de son influence
protectrice et des circonstances diverses qui la modi-
fient, ainsi que les résultats de la revaccination dans
de grandes masses d'hommes, peuvent sans doute
être discutés avec profit. On ne saurait se le dissimu-
ler : un sentiment de doute s'est élevé dans les esprits
de quelques personnes (pour la plupart, il est vrai,
étrangères à notre art) relativement à l'efficacité et à
la propriété protectrice de la vaccination, en même
temps qu'une crainte mal définie de l'introduction,
par son intermédiaire, de quelque influence maligne
dans le corps. Le plus fort argument par lequel on
puisse répondre à ces doutes, argument sans répli-
que, est celui qui, suivant l'expression de Jenner,
« est gravé avec la pointe de la lancette. »

Il n'est cependant pas hors de propos de rappeler
l'analogie, sinon la similitude, de la maladie qui sévit sur plusieurs animaux inférieurs, et de celle qui
frappe l'homme, ainsi que la possibilité de sa communication et l'influence protectrice qu'elle exerce
en passant de l'un à l'autre. Les *eaux aux jambes*
chez le cheval et la maladie de la vache appelée *vaccine* ou *cow-pox* sont considérées comme étant la
même chose que la petite vérole chez l'homme. Et
comme on sait qu'une attaque de petite vérole protége d'une manière à peu près certaine contre toute
attaque ultérieure, on en conclut que la production
artificielle d'une modification de cette maladie dans

l'homme doit mettre à l'abri contre elle. « Il est bien reconnu, dit M. A. B. Steele[1] que Jenner fut vivement frappé de cette idée que le *cow-pox* n'est autre chose qu'une forme adoucie de la petite vérole ; et les observations consécutives ont complétement vérifié cette prédiction. » On peut trouver dans le rapport du comité de vaccination de l'Association médicale anglaise[2] les conclusions suivantes, tirées de renseignements pris à diverses sources :

1° Il a été prouvé que le bétail, à de nombreuses époques et dans différents pays, a été affecté de la petite vérole ;

2° Que la maladie parmi les animaux inférieurs a existé en même temps que la petite vérole chez l'homme, et poursuivi ses victimes dans tous les pays du globe ;

3° Qu'elle s'est montrée dans le bétail en Angleterre en 1745, puis en 1770, et qu'elle a continué ses ravages jusqu'en 1800 ; que les vestiges de cette épizootie se manifestent parfois encore avec une gravité considérable ;

4° Lorsque la maladie paraît sous forme maligne parmi les animaux inférieurs, elle produit, par inoculation, une maladie de même gravité chez l'homme ;

5° De même que cette affection s'est communi-

---

[1] *Journal médico-chirurgical de Liverpool*, juillet 1858.
[2] *Trans.*, vol. VIII.

quée de la vache à l'homme, elle s'est également communiquée de l'homme à la vache ;

6° L'inoculation directe de la petite vérole humaine à la vache a produit une maladie moindre, qui, reproduite chez l'homme par l'inoculation, concorde entièrement par son caractère, sa marche et son influence protectrice, avec la variole du vaccin, telle que l'a décrite le docteur Jenner, d'où résulte une preuve irréfutable de sa proposition fondamentale : que le *cow-pox* et la petite vérole ne sont véritablement pas dissemblables, mais identiques, et que la vaccine n'est pas le préservatif de la petite vérole, mais la petite vérole elle-même, la maladie contagieuse étant une variété maligne [1].

Feu le docteur Samuel Forry, de New-York, ancien médecin de l'armée des États-Unis, remarque :

« Que cette opinion a été confirmée d'une manière remarquable par les récentes expériences de M. Leely,

---

[1] A l'appui de cette proposition vient ce fait que des vaches que l'on fit paître dans un champ où étaient tendus les draps de lit de personnes malades de la petite vérole contractèrent la maladie, et présentèrent non-seulement l'éruption caractéristique, mais les symptômes constitutionnels bien marqués (Wilson, *des Maladies de la peau*, 4° édition, revue, p. 455). — Le docteur Waterhouse, de Cambridge, dans une lettre au docteur Jenner, donne des détails sur la communication de la maladie à des vaches par des personnes chargées de les traire, souffrant de la variole ; et le docteur Sonderland, de Brême, a communiqué la maladie à des vaches en les couvrant de draps dans lesquels avaient couché des personnes gravement atteintes de la petite vérole.

d'Angleterre, qui semblent prouver que non-seulement la matière variolique peut être inoculée à la
vache, mais qu'elle peut ensuite être de nouveau
convertie en vaccin. Deux expériences faites par le
docteur Thiele, de Kasan, en Russie, ont donné le
même résultat. En 1856, il inocula au pis de quelques vaches le virus de la petite vérole, qui produisit des pustules présentant tous les caractères de la
pustule de la véritable vaccine chez ces animaux.
Pendant soixante-quinze insertions successives dans
le corps humain du virus ainsi produit, il pa-
rut toujours conserver son caractère normal. En
1858, M. Thiele répéta l'expérience avec le même
succès [1]. »

La question de la vaccination, soit dans la pratique civile, soit dans la pratique militaire, peut être
considérée sous un triple rapport : 1° *La vaccination protége-t-elle sûrement les personnes exposées à la contagion variolique? — 2° Cette protection est-elle permanente, ou bien est-elle modifiée par
quelques circonstances? — 3° Si elle n'est pas permanente, la revaccination est-elle un moyen de pre-
venir la maladie?*

1° *La vaccination protége-t-elle sûrement les personnes exposées à la contagion variolique?*

[1] *Boylston Prize Essay.*

En examinant cette première question , nous sommes frappé de la quantité de témoignages accumulés en sa faveur. Aucune autre recherche scientifique n'en fournit autant. Le Comité s'est efforcé de ne choisir que ceux qui lui ont paru le plus concluants, et il a puisé largement aux sources nationales et étrangères.

Feu le docteur S. Forry, dans le *Boylston Prize Essay*, 1844, dit : « La vaccination, *lorsque elle est parfaite*, est un préservatif de la petite vérole aussi puissant que tout autre moyen prophylactique connu. »

Le rapport de la commission de la Société médicale de philosophie, par les docteurs C. J. Coxe, Condie, et C. D. Meigs, contient ce fait remarquable : que pendant la durée d'une petite vérole très-maligne et très-fatale, en 1827, *un seul* cas de mort bien prouvé, par suite de cette maladie, sur 80,000 vaccinés, vint à la connaissance de la commission.

Les docteurs J. Bell et J. K. Mitchell[1] rapportent que sur 241 cas de variole et de varioloïde traités au *Small-Pox hospital*[2], 155 malades n'avaient pas été vaccinés, et il en mourut 85 ; sur 64 qui étaient

___

[1] *Journal de médecine et chirurgie dè l'Amérique du Nord*, vol. II, 1826.

[2] Hôpital spécialement affecté au traitement de la petite vérole.

vaccinés, il n'en mourut qu'un seul; 9 étaient inoculés, dont 5 moururent; aucun des 15 autres, dont l'état n'était pas connu, ne succomba[1].

Dans une épidémie qui dura de 1825 à 1827, à Copenhague, 428 personnes vaccinées furent atteintes; tous les symptômes de la véritable variole furent manifestes chez 28 d'entre elles, mais il n'en mourut que deux[2].

Dans le Holstein, 254,959 habitants furent, de 1801 à 1822, soumis à la vaccination, et il n'y eut pendant tout ce temps que deux individus affectés de la petite vérole, et cela deux ans après avoir été vaccinés. Dans le royaume de Danemark, pendant la même période, un seul individu, sur 447,605 vaccinés, fut atteint d'une variole modifiée.

Le docteur G. B. Wood[3] dit :

« La vaccination donne la plus grande sécurité que l'on puisse obtenir, plus grande même que celle qui résulte d'une attaque antérieure de petite vérole; elle constitue, presque sans exception, une sauvegarde réelle dans les cas individuels. Dans le cours de ma pratique, bien que j'aie vu de nombreux cas de cette maladie, je n'ai perdu qu'un seul malade après vaccination, et encore, dans ce cas, la mort

---

[1] *Bell and Stokes practice.*
[2] *Forry.*
[3] *Practice of Medicine,* vol. I.

fut la conséquence non point de la violence de l'affection varioloïde, qui était peu grave, mais d'une
complication d'inflammation du cerveau, résultant
de l'état particulier de la constitution du malade à
cette époque. Il semble donc que si la vaccination
n'est pas un préservatif parfait, elle est du moins
supérieure à tout autre. »

Le docteur John Davy, inspecteur général des hôpitaux de l'armée[1], présente quelques statistiques
précieuses sur la mortalité comparée de la population indigène et de la population militaire de Malte,
où la petite vérole avait été introduite par le vaisseau
de Sa Majesté, *Asia*. Elles montrent que la mortalité
chez les personnes non vaccinées fut de 1 sur 4, 7 ;
parmi celles que l'on suppose avoir été vaccinées,
1 sur 25,4 ; parmi celles bien vaccinées, 1 sur
15,6 ; et enfin, parmi les individus atteints une seconde fois, de 1 sur 10,8. Le docteur Davy explique
le chiffre plus élevé de la mortalité chez les individus
que l'on croyait avoir été vaccinés, par la suppo-
sition que la plupart l'auraient été dans leur enfance.

Quant aux résultats généraux de la vaccination,
soit au point de vue de son influence comme préservatif puissant de la petite vérole, soit au point de vue

---

[1] *Notes and observations in the Ionian Islands*. Londres, 1841.

de la propriété qu'elle possède d'atténuer les effets
de la maladie quand elle ne la prévient pas, ils sont
donc évidents et satisfaisants. *Une chose bien digne
de remarque, c'est que la proportion de ceux qui
moururent après une deuxième invasion de la petite
vérole fut, comme on vient de le voir, plus grande
que dans le cas d'invasion de la maladie après vaccination.*

Une autre preuve de l'influence protectrice de la
vaccination, c'est que les troupes anglaises en garnison à Malte furent comparativement exemptées du
fléau. Le docteur Davy dit plus loin :

« La population indigène (de Malte), en 1850,
était estimée à 100,859 habitants. Sur ce chiffre, il
résulte des relevés précédents que 1 sur 12,1 fut
atteint de la maladie, et qu'il en mourut 1 sur 85 ;
mais parmi la population militaire, y compris les
femmes et les enfants des soldats, il n'y eut d'atteint
que 1 individu sur 188, et la mortalité ne fut que
de 1 sur 682. »

M. J. F. Marson, dans le mémoire qu'il présenta
au Parlement, à l'appui de la loi sur la vaccination [1], après avoir déclaré qu'il a été pendant plus de
20 ans chirurgien du *Small-Pox and Vaccination
hospital* de Londres, dit que la mortalité par

-----

[1] *Lancet,* 30 août 1856.

suite de la petite vérole chez les malades *non vac-cinés* est en général de *trente-cinq pour cent,* mais que chez les enfants au-dessous de cinq ans elle est de *cinquante pour cent;* et qu'un grand nombre de ceux qui en guérissent restent défigurés pour toujours: quelques-uns perdent la vue, et d'autres ont la santé fortement altérée.

Au contraire, la mortalité parmi les *vaccinés* atteints de la petite vérole est de *sept pour cent,* en moyenne; mais elle est de *quinze pour cent* pour ceux que l'on peut appeler *mal vaccinés.* D'autre part, parmi ceux que l'on peut considérer comme *bien vaccinés,* c'est-à-dire qui ont quatre *bonnes* cicatrices de vaccine ou davantage, la mortalité est *inférieure à un pour cent.*

Le rapport de la commission de vaccination de la Société épidémiologique de Londres, présenté en 1855 au Parlement anglais, fournit une masse de preuves à l'appui de l'influence protectrice de la vaccination.

Comme les chiffres sont ce qu'il y a de plus éloquent dans une communication de ce genre, nous présentons la statistique suivante dressée par la Société:

1° Pour prouver l'influence de la vaccination en Angleterre: sur 1000 cas de mort, de 1750 à 1800, 96 étaient dus à la petite vérole; de 1800 à 1855, sur le même nombre de décès, 55 résultèrent de cette maladie.

2° Pour prouver l'influence de la vaccination sur le continent : dans les divers États allemands on peut obtenir des preuves suffisantes pour montrer que, avant l'introduction de la vaccine, sur 1000 cas de mort, 66,5 résultaient de la petite vérole ; après la vaccination, le chiffre n'a plus été que 7,26.

3° Pour prouver que c'est dans les pays où la vaccination est le mieux faite que la petite vérole est le moins mortelle :

(a) Dans ce pays (l'Angleterre) où la vaccination est facultative, et fréquemment négligée, sur 1000 cas de mort provenant des causes diverses, le chiffre des morts par la petite vérole se compte ainsi dans les villes suivantes : Londres, 16 ; Birmingham, 16,6 ; Leeds, 17,5 ; Angleterre et Galles, 21,9 ; Paisley, 18 ; Édimbourg, 19,1 ; Perth, 25 ; Glasgow, 36 ; Dublin, 25,66 ; Galway, 55 ; Limerick, 41 ; Connaught, 60 ; Irlande, 49.

(b) Dans d'autres pays, où la vaccination est plus ou moins obligatoire, les morts par petite vérole sont : Westphalie, 6 ; Saxe, 8,33 ; Provinces rhénanes, 3,75 ; Poméranie, 5,25 ; basse Autriche, 6 ; Bohême, 2 ; Lombardie, 2 ; Venise, 2,2 ; Suède, 2,7 ; Bavière, 4.

Dans la table ci-jointe, préparée par M. Haile, et

qui se trouve dans le rapport de M. J. Simon [1], on voit d'un coup d'œil les ravages passés et présents de la maladie, et l'on peut remarquer deux séries de faits :

1° Combien d'individus sont morts de la petite vérole chaque année, par million de population, *avant* l'usage de la vaccination ; — 2° combien il en est mort annuellement de la petite vérole, par million d'habitants, *depuis* l'usage de la vaccination.

De ce qui s'est présenté en Suède, dans la période de vingt-quatre ans qui précéda l'introduction de la vaccine, et celle de quarante ans qui la suivit, l'auteur tire la conséquence suivante, que le lecteur eût pu facilement en tirer :

« Pendant la première période, il mourait ordinairement de la petite vérole, sur chaque million de la population suédoise, 2050 individus par an ; pendant la dernière, la moyenne des cas de mort par petite vérole, sur chaque million d'habitants, est de 158.

« Si l'on compare les deux périodes en Westphalie, on voit que de 1776 à 1780 le chiffre de la mortalité par la petite vérole était de 2,643 ; pendant les 35 années de 1816 à 1850, il n'était plus que de 114.

---

[1] *Papiers relatifs à l'histoire et à la pratique de la vaccination, présentés aux deux chambres du Parlement par ordre de Sa Majesté*, Londres, 1857.

« En prenant les capitales, on trouve qu'à Copenhague, pendant le demi-siècle de 1751 à 1800, la
mortalité par la petite vérole atteignait le chiffre de
5,128 ; pendant le demi-siècle suivant ce chiffre
tombe à 286 ; mieux encore, à Berlin, où pendant les
vingt-quatre ans qui précédèrent l'emploi général de
la vaccination la moyenne des décès par la petite vérole était de 5,422, elle n'a plus été, pendant les quarante ans qui suivent, que de 176. En d'autres termes, la mortalité par la petite vérole n'est plus, à
Copenhague, que le 11ᵉ de ce qu'elle était ; en Suède,
un peu plus du 15ᵉ ; à Berlin, et dans la plus grande
partie de l'Autriche, elle n'est plus que le 20ᵉ ; en
Westphalie, le 25ᵉ. Dans ce dernier pays, il ne meurt
plus que 4 personnes, là où il en mourait auparavant 100. »

On verra par la seconde table que sur un certain
nombre de pays observés, la mortalité varie, parmi
les personnes vaccinées, d'un chiffre à peine appréciable à 12,1/2 pour 100 ; que parmi celles qui ne
sont pas soumises à la vaccination elle varie de
14,1/2 à 55,4/5 pour 100. Ces statistiques montrent
que l'adoption de la vaccine a été suivie d'une réduction de la mortalité par la petite vérole d'un
10ᵉ à un 20ᵉ de ce qu'elle était auparavant.

Moyenne annuelle approximative de la mortalité par la petite vérole, sur un million d'habitants.

PÉRIODES AUXQUELLES SE RAPPORTENT LES CHIFFRES	PAYS	AVANT ET APRÈS L'INTRODUCTION DE LA VACCINE	
1777-1806 et 1807-1850	Autriche (Basse)	2,484	540
— —	— (Haute et Saltzbourg)	1,421	501
— —	Styrie	1,052	446
— —	Illyrie	518	244
— —	Trieste	14,046	182
— —	Tyrol et Voralberg	911	170
— —	Bohême	2,174	215
— —	Moravie	5,402	255
— —	Silésie (autrichienne)	5,812	198
— —	Gallicie	1,194	676
1787-1806 et 1807-1850	Bukovine	5,527	516
1817-1850	Dalmatie	»	86
—	Lombardie	»	87
—	Venise	»	70
1851-1850	Frontière militaire	»	288
1776-1780 et 1810-1850	Prusse (provinces orient)	5,521	556
1780 —	— (— occident)	2,272	556
— 1816-1850	Posen	1,911	745
1776-1780 et 1810-1850	Brandebourg	2,181	181
— 1816-1850	Westphalie	2,645	114
— —	Provinces rhénanes	908	90
1781-1805 et 1810-1850	Berlin	5,422	176
1776-1780 et 1816-1850	Saxe (prussienne)	719	170
1780 et 1810-1850	Poméranie	1,744	150
—	Silésie (prussienne)	»	510
1774-1801 et 1810-1850	Suède	2,050	158
1751-1800 et 1801-1850	Copenhague	5,128	286

Mortalité sur cent cas.

LIEUX ET DATES DES OBSERVATIONS	NOMBRE TOTAL DES CAS OBSERVÉS	PARMI LES NON VACCINÉS	PARMI LES VACCINÉS
France, 1816-1841.	16,597	15 1/8	1
Québec, 1819-1820.	(?)	27	1 2/3
Philadelphie, 1825.	240	60	0
Canton de Vaud, 1825-1829	5,838	24	2 1/6
Darkehmen (Durkheim), 1828-29.	154	18 4/5	0
Vérone, 1828-39.	909	46 2/3	5 2/3
Milan, 1850-51.	10,240	38 1/3	7 2/3
Breslau, 1851-55.	220	55 4/5	2 1/9
Wurtemberg, 1851 1/2-1855 1/2.	1,442	27 1/3	7 1/10
Carniole, 1854-55.	441	16 1/4	4 2/5
Hôpital de Vienne, 1854	560	51 1/4	12 1/2
Carinthie, 1854-55..	1,626	14 1/2	0 1/2
Adriatique, 1855..	1,102	15 1/5	2 4/5
Basse Autriche, 1855.	2,287	25 4/5	11 1/2
Bohême, 1855-55	15,640	29 4/5	5 1/6
Gallicie, 1856.	1,059	25 1/2	5 1/7
Dalmatie, 1856	725	19 2/3	8 1/4
Small-Pox hospital de Londres, 1856-56 . . .	9,000	55	7
Hôpital de Vienne, 1857-56..	6,213	30	5
Kiel, 1852-55	218	52	6
Wurtemberg (sans date).	6,258	58 9/10	5 1/2
Malte (sans date)..	7,570	21,07	4,2
Rapport de la Société épidémiologique (s. d.).	4,624	19,07	2,9

Dans un travail important, inséré dans la *Revue de la Société médicale et chirurgicale de Londres* (vol. XXXV), le docteur J. G. Balfour, chirurgien de l'hôpital royal militaire de Chelsea, montre que la mortalité par la petite vérole n'a pas atteint dans la marine anglaise le tiers, et dans l'armée le quart de celle de Londres; et que dans les 48 années pendant lesquels 5,774 enfants ont été reçus dans l'Asile militaire royal, il n'en est mort que quatre de la petite vérole, et ces quatre, que l'on croyait avoir été déjà atteints de la maladie avant leur entrée à l'école, *n'avaient pas été vaccinés.* Suivant l'expression du rédacteur de cette Revue, il résulte de l'ensemble de preuves puisées à toutes les sources que *plus la vaccination est générale et efficace, moins il y a de cas de petite vérole et moins la mortalité est grande* [1].

Un traité sur la petite vérole et la vaccination, lu devant l'Association sanitaire de Boston, par Robert Ware, docteur en médecine, et présenté au Sénat et à la Chambre des représentants du Massachusetts, nous apprend qu'à Boston, en 1721, année de l'introduction de l'inoculation, la population de la ville n'étant alors que de 11,000 âmes, il y eut 5,759 cas de petite vérole, dont 844 furent mortels. Il paraît donc que plus de la moitié des habitants furent atteints de la maladie, et qu'il en mourut un treizième.

En 1750 il y eut 4,000 cas et 200 morts. En 1752, la population étant de 15,684 habitants, le nombre des cas fut de 5,545, et celui des morts de 559. En 1764, il y eut 5,646 cas; en 1,776, 5,292; et en 1792, 8,346.

[1] *Brit. and. For. med.-chir. Rev.,* octobre 1857.

Arrivons maintenant à la période qui suivit l'introduction de la vaccine, et prenons les quinze années de 1815 à 1830, époque à laquelle la vaccination était jusqu'à un certain point obligatoire. Nous trouvons que la petite vérole ne fournit plus que *quatorze* cas de mort. — Une période encore plus longue, de 1811 à 1839, ne donnerait que 52 cas de mort de cette maladie.

Les statistiques précédentes montrent non-seulement que la *mortalité* par la petite vérole est diminuée, mais que la *fréquence* des épidémies est aussi considérablement réduite. Le rapport de la Société épidémiologique de Londres, préparé par le docteur Seaton, prouve que pendant les 91 ans (1650 à 1741) antérieurs à l'inoculation, il y avait eu 65 épidémies distinctes et bien marquées; ce qui donne un chiffre de 71,4 épidémies pour un siècle.

Pendant 63 années (1741-1803), durant lesquelles l'inoculation fut pratiquée sur une grande échelle, il y eut 55 épidémies distinctes et bien marquées; ce qui donne 89 épidémies pour un siècle.

Pendant les 50 dernières années, depuis que la vaccination a été pratiquée et l'inoculation déclarée illégale, il y a eu 12 épidémies de petite vérole; ce qui donne une proportion de 24 épidémies pour un siècle.

Il résulte de là que la petite vérole était épidémique à Londres, avant l'inoculation, comme 42;

pendant l'inoculation, comme 54 ; pendant la vaccination, comme 14.

En terminant cette partie de la question, votre Commission désirerait appeler votre attention sur la demande adressée en circulaire aux membres exerçant la profession médicale dans les États-Unis, et ailleurs, par M. Simon, officier médical du Bureau général de santé de Londres, demande à laquelle les autorités éminentes auxquelles elle a été faite ont répondu à la presque unanimité par l'affirmative :

« Doutez-vous qu'une vaccination heureuse puisse défendre à un très-haut degré les personnes soumises à son influence contre les atteintes de la petite vérole, et les garantir d'une manière presque absolue de la mort par cette maladie? »

Sur 542 personnes auxquelles cette question a été adressée, y compris non-seulement les praticiens les plus éminents de l'Angleterre et du continent, mais aussi les gouvernements étrangers, par l'intermédiaire de leurs représentants, il n'y a eu que deux réponses négatives ; toutes les autres ont exprimé une entière confiance en la vaccination.

2° La protection est-elle permanente, ou bien est-elle modifiée par quelques circonstances ?

On croit généralement que l'influence protectrice de la vaccination est sujette à des modifications, soit

par suite du temps écoulé depuis l'opération, soit à
cause de l'intensité plus grande de l'infection variolique, détruisant cette influence à certaines périodes
de la vie. Le docteur G. B. Wood dit[1] :

« On ne saurait nier maintenant qu'une seule vaccination ne donne pas la sécurité permanente que
l'on croyait. Environ la moitié des personnes qui
ont été vaccinées heureusement sont probablement
sujettes plus ou moins à l'effet de la contagion ;
quoique l'on assure que lorsque l'opération est faite
avec quatre piqûres ou plus, au lieu d'une, la puissance protectrice est beaucoup plus grande[2]. C'est
surtout pendant que sévit une épidémie de variole,
que l'on observe chez des personnes vaccinées cette
disposition à être atteintes de la maladie. On l'a rarement remarquée d'une manière notable à d'autres époques. Un autre fait intéressant, c'est que les enfants
de huit ans et au-dessous sont rarement atteints ; que
de huit ans à l'âge de puberté les cas deviennent plus
fréquents ; et qu'ils se présentent surtout de quinze
à vingt-cinq ans. Il est important d'avoir ces deux
faits présents à l'esprit. Quelle peut être la cause de
l'inefficacité dans certains cas ? Je pense qu'elle
peut s'expliquer par les faits ci-dessus, savoir : la
tendance plus grande à la varioloïde pendant la
durée d'une épidémie de petite vérole, et la plus

---

[1] *Pratique de la médecine*, vol. I, p. 410.
[2] *Medico-chirurgical Transactions*, t. XXXVI, p. 588.

grande fréquence de quinze à vingt-cinq ans qu'à toute autre période de la vie. Ainsi, la sécurité fournie par la vaccination, faite à un moment où il n'existe aucune influence épidémique, peut être réelle; mais elle peut manquer pendant une épidémie, lorsque d'autres forces viennent s'ajouter à celle de la cause contagieuse. Le fait que des personnes sont plus sujettes à l'affection de quinze à vingt-cinq ans semblerait indiquer que les changements qui s'opèrent à cette période de puberté, et qui continuent à agir plus ou moins jusqu'à la maturité, laquelle a lieu entre vingt-cinq et trente ans, sont favorables au développement de la variole; et qu'un degré de protection qui pourrait suffire avant ou après cet âge, est alors insuffisant. »

Le docteur F. W. Sargent, dans son rapport sur les cas traités à l'hôpital de Philadelphie en 1845 et 1846, dit que sur 156 cas de varioloïde ou de petite vérole après une vaccination, il s'en présenta plus de deux fois plus dans les dix ans compris de dix-neuf à vingt-neuf, que dans l'ensemble des dix années avant et après ces âges.

On trouve dans le *Journal médico-chirurgical de Liverpool* (juillet 1856) le passage suivant par A. B. Steele :

« L'opinion si souvent exprimée, que la protection offerte par la vaccination ne dure, dans beaucoup de

cas, que pendant une certaine période de la vie de
l'individu, n'est nullement d'origine récente ; car,
en 1809, le docteur Brown, de Musselbourg, émettait
l'opinion que la vertu protectrice du *cow-pox* dimi-
nuait à mesure que l'individu vacciné avançait en
âge. Le docteur Copland, en 1823, fut aussi amené
à une conclusion semblable par quelques cas très-
remarquables dont il eut connaissance ; et de nos
jours, un grand nombre d'autorités en renom sont
favorables à cette opinion. »

M. Simon, dans l'ouvrage déjà cité, dit qu'à Paris
près d'un tiers de la totalité des cas de mort dus à la
petite vérole se sont présentés de l'âge de vingt ans
à celui de trente ; ce qui indique, comme il le fait
remarquer, un nombre considérable de cas de petite
vérole après vaccination.

Il dit plus loin que ce qui l'a surtout frappé, c'est
que des personnes vaccinées depuis dix ou quinze
ans, et qui, pendant cet intervalle, avaient peut-
être résisté plusieurs fois aux atteintes de la petite
vérole, finissaient par céder à l'infection. On ob-
servait ces cas fréquemment lorsque la petite vérole
se montrait avec les caractères d'une épidémie
grave parmi les personnes non vaccinées, et qu'une
grande quantité de gens vaccinés depuis plusieurs
années étaient exposés à une forte influence épidémique. Sous cette influence il devenait évident

que, pour quelques vaccinés, la faculté préservatrice du vaccin ne durait pas toute la vie. Une analyse approfondie des cas montra que la diminution de la force prophylactique du vaccin chez certaines personnes avait au moins *quelque* rapport avec le nombre d'années qui, dans chaque cas, s'étaient écoulées depuis la vaccination. Il manquait les preuves matérielles pour établir que cette diminution suivait une marche régulière d'année en année ; elle paraissait continuer jusqu'à environ trente ans ; après cet âge, il semblait que la propension à contracter la petite vérole s'affaiblissait de plus en plus. Ainsi, le professeur Heim, prenant 1055 cas de petite vérole. modifiée ou non, observés parmi des personnes vaccinées et âgées de un à trente-cinq ans, en fit trois divisions, l'une pour les *douze premières années* après vaccination, une autre pour les *dix-sept suivantes*, et une troisième pour les *six dernières ;* il obtint comme moyenne pour chaque année : dans la première division, 12 ; dans la seconde, 48 ; dans la troisième, 15. Un calcul analogue du professeur Retzius[1] fait sur 961 cas à l'hôpital de Stockholm, donna les séries suivantes pour exprimer la part moyenne de la petite vérole correspondant à chaque année de la vie dans onze périodes successives de cinq ans, jusqu'à l'âge de cinquante-cinq ans :

---

[1] *Gazette médicale de Paris.* 1855.

5 1,5 : 4 2 5 : 15 1/5 ; 45 2 5 : 51 5 5 : 40 : 20 ;
17 5 5 ; 5 4 5 ; 2 1 5 ; 1.

Le mémoire de M. Marson, cité plus haut, tend à
établir le même résultat [1].

« On n'a reçu, dit-il, que peu de malades au-dessous de dix ans avec la petite vérole après vaccination. Au-dessus de cet âge, le nombre commence à
augmenter considérablement, et le plus grand
nombre admis se trouve dans la période de 15
à 25 ; bien que diminuant ensuite progressive-
ment, les malades continuent à être assez nombreux jusqu'à l'âge de trente ans ; de trente à
trente-cinq , ils sont à peu près dans la même
proportion que de dix à quinze. Comme parmi
ceux qui n'ont pas été vaccinés, la mortalité est
double à cette période de la vie , probablement par
suite d'une cause dépendant principalement de
l'âge et des circonstances qui s'y rattachent. Dans
une période encore plus avancée de la vie, on verra
le taux de la mortalité s'accroître aussi, comme
lorsqu'il n'y a pas eu de vaccination, mais on peut,
sans aucun doute, réagir contre cette tendance, en
accordant plus d'attention qu'on ne l'a fait en général jusqu'à présent à la perfection du procédé vac-
cinatoire. »

Il paraît donc que l'âge exerce une influence mo-

____

[1] *Blue-Book*. p. xxx.

dificatrice sur la puissance de préservation de la vaccine, et l'amoindrit pendant certaines années de la vie. Il n'est pas nécessaire de rechercher maintenant si cela dépend de la décadence de cette faculté, d'une vaccination imparfaite, ou d'une plus grande susceptibilité; le fait suffit pour le but que nous nous proposons actuellement. Il est probable aussi qu'outre l'influence de l'âge tout changement notable dans les habitudes des personnes exposées à l'influence variolique peut produire chez elles une susceptibilité plus grande. Ceux qui s'engagent peuvent ainsi se trouver plus exposés que s'ils avaient continué leur existence ordinaire.

Tout ce que nous avons dit montre sans doute que la vaccination, si elle est soigneusement faite, exerce une influence protectrice positive ; que dans les pays où la vaccination est générale, la mortalité par la petite vérole a diminué considérablement; mais qu'il y a au moins un doute au sujet de la réalité de la protection pendant la période de la vie où les hommes sont le plus utiles, et que l'on doit se demander si, à mesure qu'ils approchent de l'âge adulte, ils ne recouvrent pas, en partie ou en totalité, cette susceptibilité contre laquelle la vaccination les protégeait d'abord. S'il existe un doute sur ce dernier point dans l'esprit de ceux auxquels est confiée la santé de nos troupes, celles-ci ont assurément droit aux bénéfices de ce doute, et il est du devoir de ceux entre les mains desquels est l'autorité de pourvoir aux moyens de sûreté, de rétablir ou de donner cette immunité que le soldat a perdue ou n'a pas encore reçue.

5° La revaccination est-elle un moyen de prévenir la petite vérole?

On trouve la réponse à cette question dans les résultats statitisques, provenant surtout de l'étranger, et montrant une telle réduction de la mortalité et de la maladie elle-même, qu'il ne peut rester aucun doute. Votre Commission a puisé largement dans les rapports sur la revaccination dans divers établissements militaires, d'Allemagne surtout, rapports que M. Simon a recueillis. La première expérience de ce genre fut faite dans le Wurtemberg. En 1825, on commença à revacciner les troupes de ce royaume, et les résultats que donna l'opération pendant les quelques années suivantes se trouvent dans le tableau ci-contre, qui montre le résumé de ces résultats pour cinq années jusqu'en juin 1836. M. Simon appelle l'attention sur un grand fait à déduire de ces observations, savoir :

« Que sur une moyenne de plus de 14,000 expériences (dont l'immense majorité a été faite à l'âge de vingt à trente ans), sur 100 personnes revaccinées, 54 offrirent la pustule caractéristique de la première insertion du vaccin. Et il est important de

noter que cette nouvelle aptitude à recevoir le vaccin ne dépendait pas d'une impuissance originelle
de la première vaccination ; car (ainsi que le montre
clairement la seconde partie du tableau), sur les
14,384 sujets, 7,845 présentaient les cicatrices normales d'une vaccination antérieure. Environ un tiers
de ce grand nombre d'hommes présentèrent exactement les mêmes phénomènes qui se produisent chez
les enfants vaccinés pour la première fois. Il ne résulte pas de là, cependant, que 1 homme sur 3
aurait contracté la petite vérole si tous les trois
eussent été exposés à la contagion ; mais il est hors
de doute qu'ils eussent été en danger. »

Sur mille vaccinés.

	TOTAL	SUCCÈS PARFAIT	SUCCÈS MODIFIÉ	SUCCÈS NUL
Vaccination de l'armée du Wurtemberg, dans les 5 ans, 1851 1/2 — 55 1/2.	14,384	340.2	260.8	411,5

Sur les 14,384 vaccinations militaires ci-dessus,
13,681 étant classées selon les marques de vaccination, les résultats ont été comme suit :

NOMBRE DE CAS	DEGRÉ DE SUCCÈS SUR 1,000 CAS DE REVACCINATION		
	SUCCÈS PARFAIT	SUCCÈS MODIFIÉ	PAS DE SUCCÈS
Sur 7,845 cas avec cicatrices normales de vaccination, les résultats ont été.	340,4	259,5	400,2
Sur 3,545 cas avec cicatrices défectueuses de vaccination, les résultats ont été. . .	280,7	259	460,4
Sur 2,025 cas sans cicatrices de vaccination ou de petite vérole, les résultats ont été. .	337,3	191,1	471,6
Sur 266 cas portant des marques de petite vérole, les résultats ont été.	319,3	248,1	432,5

11,565 cas du même nombre étant distribués selon l'âge, les résultats furent comme suit :

AGE ET NOMBRE	DEGRÉ DE SUCCÈS SUR 1,000 CAS DE REVACCINATION		
	SUCCÈS PARFAIT	SUCCÈS MODIFIÉ	PAS DE SUCCÈS
124 personnes au-dessous de 20 ans furent revaccinées. Résultat	338,7	325,6	338,7
11,157 personnes revaccinées de 20 à 30 ans. Résultat.	285,6	259,2	455,2
284 personnes revaccinées au-dessus de 30 ans. Résultat.	425,1	207,7	366,2

« L'inoculation du virus, dit M. Simon, est un criterium meilleur et plus délicat de susceptibilité pour le poison variolique que ne l'est la respiration d'une atmosphère infectée ; de sorte que beaucoup de personnes, après l'inoculation du cow-pox ou de la petite vérole, donneront, localement au moins, des preuves de susceptibilité qu'elles n'auraient pas données sous l'action d'aucune influence atmosphérique. Rien n'est peut-être plus propre à le prouver que ce fait que *des personnes portant des marques de petite vérole ont été, en proportion au moins égale à celle des personnes préalablement vaccinées, capables de produire des pustules de vaccine parfaites;* et probablement, si elles avaient subi l'épreuve de la matière variolique, elles auraient fourni à la partie inoculée des signes semblables de susceptibilité; tandis qu'il est notoire que sur les personnes qui ont eu une fois la petite vérole, il n'en est pas un tiers qui soit ensuite capable de la contracter dans le voisinage des malades.

« Pour cette raison (puissamment corroborée par cette observation journalière que les personnes une fois vaccinées sont préservées), il était évidemment impossible de soutenir que tous ceux qui donnaient, à la revaccination, des pustules de vaccine parfaites, auraient été atteints de la petite vérole s'ils avaient été exposés à l'infection. On ne doit donc pas en conclure qu'ils auraient souffert tous ou presque tous, mais simplement qu'ils auraient fourni un plus grand nombre de malades que les autres personnes vaccinées. »

Dans l'armée prussienne, en 1835, 40 à 50,000

adultes furent revaccinés, et sur le tiers environ, la revaccination eut un succès parfait. Dans une revaccination de soldats russes à Kasan, le nombre de succès parfait fut de 18 3.5 pour 100. On observa, en même temps, que, sur 1456 personnes présentant des marques de petite vérole antérieure, des pustules parfaites se présentaient aussi souvent que sur des personnes déjà vaccinées !

« Sur près de 20,000 revaccinations pratiquées dans l'armée danoise dans les quatre années 1843-45 et 1847, plus de la moitié donnèrent un succès complet, et plus d'un quart un succès modifié.

« Les premières de ces diverses observations, indépendantes les unes des autres, prouvèrent, à n'en pas douter, que le même laps de temps qui rendait quelques personnes vaccinées susceptibles de contracter la petite vérole les rend aussi susceptibles de ressentir les effets du vaccin. Mais il reste à voir si cette seconde dose de virus, que la revaccination a pour objet d'introduire, remettrait ces personnes d'une manière permanente, ou pour longtemps, dans l'état d'immunité d'où elles étaient sorties ; si, par une heureuse revaccination, leur nouvelle aptitude à contracter la petite vérole serait éteinte. »

C'est là précisément ce qui fait l'objet de cette étude. Or, ce point semble établi d'une manière concluante par l'expérience de la revaccination des armées de la Prusse et du Wurtemberg, exemples choisis entre un grand nombre d'autres, à cause de leur étendue et du caractère complet qu'ils présentent.

A l'appui de la valeur pratique de la revaccination, M. Simon établit, sur l'autorité du professeur Heim, que dans le Wurtemberg :

« Pendant les cinq années 1853-57, bien que la petite vérole eût été introduite seize fois dans divers régiments de l'armée, il n'y avait eu, parmi les 14,584 soldats revaccinés, qu'un seul cas de varioloïde chez un homme dont la revaccination, deux ans auparavant, n'avait donné qu'un succès modifié. »

En Prusse, comme dans le Wurtemberg, la pratique de la revaccination montra que la petite vérole attaquait en dernier lieu une certaine proportion de ceux qui n'avaient été vaccinés que dans l'enfance. Cette connaissance avait été chèrement payée dans l'armée prussienne, car pendant les dix années antérieures à 1831, les cas de petite vérole après vaccination augmentaient en nombre et en gravité ; les maladies dans ce cas se comptaient annuellement par plusieurs milliers, et de 1831 à 1835 il n'y avait pas eu moins de 152 morts par la petite vérole.

« Pendant les vingt dernières années, l'armée prussienne a été presque entièrement composée d'hommes revaccinés ; et quel a été le contraste ?

L'ancien système avait fini par donner 104 morts
par an; il n'y a plus en moyenne que 2 morts chaque année par la petite vérole dans l'armée revac-
cinée. De plus, en analysant les quarante cas mortels de petite vérole qui, pendant les vingt dernières
années, se sont présentés dans l'armée prussienne,
nous trouvons que sur ce nombre il n'y avait que
4 hommes qui, dit-on, eussent été heureusement
revaccinés.

« Depuis 1843, la revaccination est obligatoire
dans l'armée bavaroise; et, jusqu'à cette date (1857),
il n'y a eu parmi les soldats ni un seul cas de mort
par la petite vérole, ni même un seul cas de petite
vérole non modifiée [1]. »

« Pendant les vingt et une dernières années, la
revaccination a été générale dans l'armée danoise,
et, pendant les treize dernières années, dans la marine; les hommes qui composent ces deux classes
ont presque entièrement échappé à la contagion pendant plusieurs épidémies de petite vérole [2]. »

En Suède, la même pratique donne des effets également satisfaisants. Il a été fait dans l'armée suédoise, en 1852, 1944 revaccinations, dont 644,
ou 33,11 pour 100, ont été heureuses.

La revaccination a été introduite en 1840 dans

[1] *Royal Ministry of War.*
[2] *Board of Health.*

l'armée badoise, et a été faite depuis avec la plus
grande exactitude, à l'exception des années 1848,
1849, 1850, où elle a été négligée par suite des
événements politiques. Le nombre des hommes attaqués, en douze ans, de variole ou de varioloïde
avant l'introduction de la revaccination, était de
169 ; tandis que le nombre correspondant après
son introduction pour une période semblable n'était
que de 52, dont 12 avait été revaccinés avec succès,
le reste l'ayant été sans résultat, ou n'ayant pu
même être revaccinés du tout.

Le docteur T. Graham Balfour, chef de la section de statistique du Bureau médical de l'armée
anglaise, dans son premier rapport général, présenté au Parlement, a donné un détail intéressant
des résultats généraux de la vaccination et de la
revaccination pendant les années 1858-1859. Nous
extrayons de son rapport les citations et les statistiques suivantes :

« En 1858, par suite d'un nombre de cas de petite vérole qui s'étaient présentés dans l'armée, surtout dans l'Inde, chez des hommes qui avaient,
selon toute apparence, été préalablement vaccinés
d'une manière satisfaisante, le Département donna
l'ordre qu'à l'avenir chaque homme, récemment
engagé, fût vacciné en rejoignant son régiment,
alors même qu'il aurait des marques de petite vérole ou de vaccination antérieure, et qu'un rapport

mensuel des résultats fût remis au directeur général.

« D'après le même ordre, on revaccina un nombre de soldats chez lesquels les marques de vaccine ne furent pas trouvées satisfaisantes, et l'on nota les résultats à part.

« Quelques rapports ayant été remis en octobre 1858, nous avons relevé les résultats des derniers trois mois de cette année, ainsi que ceux de 1859, afin de rendre profitables tous les renseignements relatifs à cet important sujet.

« Le tableau suivant montre le degré de succès obtenu sur 1000 cas dans chacune des quatre catégories différentes, et les résultats généraux sur tous les hommes vaccinés :

ARMÉS, NON COMPRIS LA MILICE	NOMBRE TOTAL VACCINÉ	RÉSULTATS	CHEZ CEUX QUI PORTAIENT DES MARQUES DE PETITE VÉROLE	CHEZ CEUX QUI PORTAIENT DE BONNES MARQUES DE VACCINATION	CHEZ CEUX QUI PORTAIENT DES MARQUES DOUTEUSES DE VACCINATION	CEUX QUI NE PORTAIENT DE MARQUES NI DE VACCINATION NI DE PETITE VÉROLE	TOTAL
Soldats.	4,405	Pustule parfaite.	414,50	425,50	294,12	488,96	415,15
		— modifiée	200,74	179,69	563,44	167,19	201,25
		Pas de pustule..	584,76	596,81	542,44	543,85	385,64
		Total. . .	1000	1000	1000	1000	1000
Recrues.	21,686	Pustule parfaite.	550.06	588,71	427,61	556,64	398,57
		— modifiée	187,09	221,16	251,95	206,06	217,55
		Pas de pustule..	462,85	590,13	520,46	257,50	584,50
		Total. . .	1000	1000	1000	1000	1000

MILICE COMPRISE	NOMBRE TOTAL VACCINÉ	RÉSULTATS	CHEZ CEUX QUI PORTAIENT DES MARQUES DE PETITE VÉROLE	CHEZ CEUX QUI PORTAIENT DE BONNES MARQUES DE VACCINATION	CHEZ CEUX QUI PORTAIENT DES MARQUES DOUTEUSES DE VACCINATION	CEUX QUI NE PORTAIENT DE MARQUES NI DE VACCINATION NI DE PETITE VÉROLE	TOTAL
Soldats.	1598	Pustule parfaite..	327,07	294.57	612,12	451,83	540,03
		— modifiée	191,73	236,44	195,94	192 59	220,90
		Pas de pustule..	481,20	468,99	195,94	555,56	455,04
		Total. . . .	1000	1000	1000	1000	1000
Recrues.	4823	Pustule parfaite..	351,14	295,00	415,18	581,05	526,97
		— modifiée.	212,28	248,59	174,11	105,45	250,77
		Pas de pustule..	456,58	256,41	410,71	509,52	442,26
		Total. . . .	1000	1000	1000	1000	1000

« Le tableau suivant montre le résultat dans l'armée de Wurtemberg, celle de la Bavière et celle de la Prusse, comparé au précédent :

	NOMBRE DE REVACCINAT.	RÉSULTATS SUR 1000 REVACCINATIONS		
		SUCCÈS PARFAIT	SUCCÈS MODIFIÉ	PAS DE SUCCÈS
Armée de Wurtemberg.. . . .	14,584	540,2	248,3	411,3
— Bavaroise..	46.025	547.3	220.6	452,0
— Prussienne (1836-40).	216:426	456,5	215,0	528,7
— Anglaise (recrue) . .	21,686	546;1	220.9	451,0

Dans notre armée nationale, les statistiques sont pauvres ; celles du docteur Forry sont les seules accessibles à la Commission, et elles prouvent sim-

plement l'aptitude à la revaccination ; elles sont
pourtant précieuses parce qu'elles donnent une
preuve de la « condition de danger » dans laquelle
se trouvaient ceux chez lesquels l'opération fut
heureuse. Les données du travail du docteur Forry [1]
ont été recueillies à Fort-Wood, port de New-York,
qui servait alors de dépôt pour les recrues. Sur
686 recrues vaccinées, 560 l'avaient été déjà, 74
avaient eu la petite vérole, et 52 n'avaient été ino-
culées ni par le vaccin ni par le virus variolique, et
n'avaient pas eu la maladie. Sur les 560 sujets qui
avaient déjà été vaccinés, 381 avaient de bonnes
cicatrices ; elles étaient indistinctes ou imparfaitement développées chez 134 autres, et 45 ne présentaient aucune cicatrice visible. Parmi ces 560 individus, 196 eurent la maladie après revaccination,
y compris 55 hommes qui, par la marche irrégulière de la pustule, furent regardés comme étant
particellement préservés de la petite vérole. Sur ces
196, 109 avaient été vaccinés avant l'âge de cinq
ans ; 48 entre cinq et dix ans, et 39 après ce dernier âge. Donc, pour déterminer la période pendant
laquelle la vaccination protége la vie, il faut établir
une comparaison entre ces derniers et le nombre
total des vaccinés. Ainsi, sur les 560 vaccinés antérieurement, 516 le furent avant l'âge de cinq ans ;

[1] *Amer. Journ. of med. sc.*, avril 1842.

135 de cinq à dix ans, et 111 après cette période.
Il suit de là, bien que ce ne soit pas un résultat
d'une exactitude rigoureuse, que, la grande majorité
des soldats étant âgés de vingt à trente-trois ans
(moyenne vingt-cinq), la faculté préservatrice du
cow-pox n'est restreinte à aucun nombre précis
d'années. On peut en effet établir le rapport suivant
entre le succès des revaccinations et l'âge qu'avaient
ces 560 individus, lorsqu'ils furent vaccinés une
première fois :

	Au-dessous de 5 ans,	de 5 à 10,	au-dessus de 10.	Total.
Nombre de vaccinations. . .	315	158	111	560
— de revaccinations heu- reuses.	109	48	59	196

La seule statistique de revaccination pour l'armée
actuelle[1], que nous ayons pu obtenir, est la suivante
que le docteur S. O. Vanderpoel, chirurgien général
de New-York, a eu la bonté de nous fournir, et qui
est tirée des premiers rapports qui lui ont été faits
conformément à un ordre général :

Nombre total de recrues examinées au point de vue de la
    vaccination. 9,548
  — de personnes portant les marques d'une vaccination
    antérieure. 7,765
  — total de vaccinés ou revaccinés. 8,093
  —   — que l'on a trouvés susceptibles. . 2,292
  — des personnes susceptibles qui avaient des marques
    de vaccination antérieure. 1,358

-----

[1] L'armée fédérale.

Cet essai aura montré, croyons-nous :

1° Qu'une première vaccination est, jusqu'à un certain point, un préservatif de la petite vérole ;

2° Qu'il est une période de la vie où cette influence diminue, et que l'histoire des épidémies nous montre que la petite vérole attaquera une proportion variable des personnes vaccinées, si elles sont exposées à son influence ;

3° Que la simple *possibilité* d'une diminution de la force préservatrice rend une nouvelle vaccination nécessaire ;

4° Que la revaccination rétablit presque infailliblement la préservation contre l'épidémie variolique, d'où résulte qu'elle est *impérieusement* commandée dans tous les corps exposés à la contagion ;

5° Que les opérations de vaccination et revaccination n'offrent aucun danger pour les personnes qui y sont soumises.

Le Comité croit donc devoir engager vivement la Commission sanitaire à faire aux autorités compétentes des recommandations tendant à assurer les bienfaits de la revaccination à tous les soldats qui ne pourront pas prouver qu'ils ont été revaccinés depuis cinq ans, et que des mesures soient prises pour mettre de bon vaccin à la disposition des officiers de santé.

APPENDICE

SIGNES DE SUCCÈS DE LA VACCINATION ET DE LA REVACCINATION [1]

(A) « Lorsque la vaccination a été heureusement faite, il doit y avoir le second ou le troisième jour une petite élévation à l'endroit de la piqûre ; bientôt après, en examinant avec un verre grossissant, on aperçoit un petit cercle rougeâtre. Le cinquième ou sixième jour, il s'est formé une pustule distincte, présentant un bord élevé et un centre déprimé. Le huitième jour, la pustule paraît distendue par une matière claire. A ce moment de sa plus grande perfection, la pustule est circulaire et nacrée, son bord est gonflé, ferme, brillant et arrondi. A la fin du septième jour ou au commencement du huitième, une aréole enflammée commence à se montrer autour de la base de la pustule, et continue à croître avec elle pendant les deux jours suivants. Cette aréole est de forme circulaire, et son diamètre varie de un à trois pouces. Lorsqu'elle est à son apogée, le neu-

---

[1] *Gregor, revised by Ceely and Marsen. Second report of the Medical Officer of the privy Council, 1853. (Blue-Book), Londres,*

vième ou le dixième jour, il y a souvent une dureté
considérable, et gonflement du tissu cellulaire sous-
jacent. Le dixième ou onzième jour, l'aréole commence à diminuer, laissant, à mesure qu'elle s'efface,
deux ou trois cercles rouges concentriques. La vésicule commence à se dessécher au centre, qui prend
alors une teinte brunâtre. L'humeur qui reste devient opaque et se coagule graduellement ; de sorte
que vers le quatorzième ou quinzième jour la pustule
est convertie en une croûte dure d'une couleur
brun rougeâtre. Cette croûte se contracte, sèche,
noircit et tombe vers le vingt et unième jour, laissant une cicatrice ordinairement permanente, circulaire, un peu déprimée, pointillée ou dentelée
de petits trous, et quelquefois rayonnée. Ces changements successifs sont accompagnés d'un peu de
fièvre : d'abord, du cinquième au sixième jour, mais
si légèrement que le fait passe souvent inaperçu ; la
fièvre devient plus forte à mesure que l'aréole se
forme ; et quand elle est arrivée à son apogée, le
vacciné éprouve une chaleur ardente et des troubles
plus ou moins grands de l'estomac et des intestins.
A ce moment aussi, surtout s'il fait chaud, on observe
souvent, chez les enfants, aux extrémités et moins
abondamment sur le corps, une éruption papuleuse,
roséolaire ou vésiculaire, qui dure ordinairement une
semaine. Lorsque la vaccination a été faite sur des
adultes ou des adolescents non encore vaccinés, et

lorsque la matière employée a été récemment tirée
du cow-pox, les phénomènes se succèdent avec un
peu plus de lenteur que ne l'indique la description
précédente, et l'aréole peut être beaucoup plus
étendue. Il y a aussi plus de fièvre, mais l'éruption
est moins fréquente. »

(B) « Lorsque les personnes déjà bien vaccinées le
sont de nouveau, quelques années après, avec un bon
vaccin, il se produit quelquefois des pustules qui,
sous le rapport de leur marche et de celle de l'aréole,
ne sauraient être distinguées des résultats parfaits
de la première vaccination. Mais, le plus souvent, les
résultats sont plus ou moins modifiés par l'influence
de la première vaccination. Souvent il ne se forme
pas de vraies pustules, mais simplement des éléva-
tions papuleuses entourées d'une aréole, qui atteignent leur maximum de développement le cinquième
jour ou même avant, et s'effacent ensuite rapidement.
Ou bien, s'il se forme des pustules, leur forme peut
être différente de celle de la pustule régulière, et leur
marche être plus rapide, de façon à atteindre la maturité le sixième jour ou avant ; l'aréole s'efface alors
vers le huitième jour, et la croûte commence son
évolution en conséquence. Dans les deux cas, l'aréole
tend à être plus diffuse et moins régulière, et le
tissu cellulaire est plus affecté que dans la première
vaccination. Les changements locaux sont alors accompagnés de fortes démangeaisons, souvent d'irri-

tation des glandes axillaires, et, dans quelques cas,
le quatrième ou le cinquième jour, de troubles fébriles considérables. »

MÉTHODE POUR CONSERVER LE VACCIN [1].

La méthode de conservation du vaccin dans des
tubes capillaires a été trouvée excellente. Après avoir
été gardé ainsi pendant plusieurs années, le vaccin
a été employé avec un succès tout à fait satisfaisant.

Le tube dont on se sert pour cela est simple,
droit, cylindrique, ouvert aux deux extrémités, et
doit être de dimensions telles qu'il remplisse exactement les conditions suivantes, d'où dépend essentiellement sa valeur comme moyen de conserver le
vaccin pour l'usage journalier à l'avenir. Il doit être:

1° D'une ténuité telle, qu'on puisse le fermer instantanément à la flamme d'une bougie;

2° Assez grand pour contenir autant de vaccin
qu'il en faut pour une vaccination;

3° Assez long pour permettre que les deux extrémités soient fermées hermétiquement sans exposer
le contenu à la chaleur;

4° Assez fort pour ne pas se casser facilement en
le maniant.

[1] Docteur Husband, d'Édimbourg. *Second report of the Medical
Officer of the privy Council*, 1859. (*Blue-Book*), Londres.

Voici la moyenne des mesures que j'ai prises de plusieurs tubes, de grandeurs quelque peu différentes, mais tous capables de contenir une quantité suffisante de vaccin, et d'être scellés immédiatement à la flamme d'une bougie, sans soumettre le contenu à la chaleur ; assez forts aussi pour supporter sans se briser toutes les manipulations nécessaires.

> Longueur moyenne, 2 pouces 3,4 à 3 pouces.
> Diamètre, 1/28 de pouce.
> Épaisseur de la paroi, 1/190 de pouce.

Les pustules étant ouvertes avec la lancette de la manière ordinaire, le tube, tenu dans une position plus ou moins oblique, se charge en appliquant une de ses extrémités (l'extrémité droite, si toutes les deux ne le sont pas) sur la gouttelette de vaccin qui s'est formée, et qui entre immédiatement par la force capillaire. On en laisse entrer assez pour occuper du septième à la moitié de la longueur du tube, selon sa capacité. En général, chaque tube ne doit être chargé que de la quantité suffisante pour une seule vaccination.

Il faut ensuite le sceller de l'une des deux manières suivantes :

1° Faites glisser le vaccin vers le milieu, en tenant le tube verticalement et lui imprimant quelques légères secousses en frappant le poignet sur le bras ou sur une table ; puis scellez l'extrémité par laquelle est entré le vaccin, en l'appliquant à la surface de la flamme d'une bougie ou d'une autre flamme analogue. Le verre se fond et se scelle immédiatement.

Procédez de la même façon pour l'autre extrémité, mais plongez-la d'abord brusquement dans la flamme, jusqu'à un demi-pouce, et retirez vivement jusqu'à ce qu'elle touche la surface, où vous la tenez jusqu'à la fusion. Il est nécessaire de la plonger d'abord dans la flamme, parce que, si on l'applique d'abord à la surface externe de la flamme, elle se fond, sans doute, et se scelle; mais avant que vous ayez eu le temps de terminer, et pendant que le verre est encore mou, l'air intérieur se dilate par la chaleur, et forme une petite bulle qui disparaît instantanément, vous mettant dans la nécessité de briser l'extrémité pour recommencer l'opération, ou qui, ce qui est pire, reste intacte pour ne se casser qu'ensuite, vu l'extrême ténuité de sa paroi, au plus léger contact. M. Ceely a montré qu'en même temps que cette précaution est nécessaire pour la raison indiquée, elle a aussi pour résultat de chasser une portion de l'air, et d'en laisser une moins grande quantité enfermée avec le vaccin.

2° Le tube une fois chargé, tenez-le avec le doigt et le pouce, couvrant l'extrémité intérieure de la colonne de vaccin et la protégeant ainsi contre la chaleur, puis passez presque toute la portion vide à travers la flamme, de manière à raréfier l'air dans le tube ; en le retirant, scellez l'extrémité. La colonne de vaccin passe ensuite d'elle-même au milieu du tube à mesure que l'air intérieur se refroidit, et vous terminez en scellant en dernier lieu l'orifice par lequel le vaccin est entré.

Il faut noter que jamais on ne doit poser le tube avant que le vaccin ne soit passé au milieu, car le fluide se coagule rapidement vers l'orifice, et l'on ne peut ensuite le détacher sans difficulté ; mais si on le fait de suite s'éloigner de l'orifice en tenant le tube verticalement, on peut poser le tube chargé et en charger six ou davantage avant de les sceller. Seulement, si l'on tarde trop longtemps à les sceller (plus de cinq ou dix minutes, délai qui ne doit même jamais exister), le vaccin peut, par l'évaporation, devenir adhérent, surtout s'il est plus visqueux que d'ordinaire, et on ne pourrait plus s'en servir ensuite.

Si l'exsudation du vaccin ne se faisait pas librement, le tube devrait être passé plusieurs fois plus ou moins obliquement à la surface de la pustule ou du groupe de pustules, jusqu'à ce qu'une quantité suffisante y soit entrée ; mais en général, si l'exsudation est abondante, et si une goutte assez volumineuse s'est formé avant que l'on ne commence à faire sa provision, l'orifice du tube n'a pas besoin et ne doit même pas toucher la surface de la pustule ;

il faut simplement la plonger dans le fluide clair, et l'on peut ordinairement, de cette manière, charger successivement cinq ou six tubes, dans le même nombre de secondes, de vaccin parfaitement pur et limpide, qui ne contiendra ni cellules épithéliales, ni globules de pus, ni globules de sang, et sera par conséquent dans les meilleures conditions possibles de conservation.

Lorsqu'on veut vacciner avec un de ces tubes, on casse les deux extrémités, et l'on souffle doucement le contenu sur la pointe de la lancette.

On peut facilement et sûrement envoyer les tubes par la poste de la manière suivante :

On prend un morceau de sapin, d'environ 5 pouces 1.2 de long, 1 pouce 1.2 de large, et 1.6° de pouce d'épaisseur, dans lequel on creuse une rainure peu profonde d'environ 1.4 de pouce de large ; on met dans cette rainure deux ou plusieurs tubes chargés, en interposant quelques filaments de coton. Un autre morceau de bois de mêmes dimensions, mais qui n'a pas besoin d'être aussi épais, est ensuite placé sur la rainure et son contenu, et les deux morceaux sont joints ensemble de la façon que l'on croit la plus convenable.

NOUVELLE MÉTHODE POUR CONSERVER LE VIRUS [1].

« Ayant, dans ces derniers temps surtout, éprouvé beaucoup de peine pour garder une quantité suffisante de virus pour les vaccinations publiques, je me mis à rechercher un moyen d'arriver à ce résultat si désirable. Je fis immédiatement quelques expériences qui m'ont convaincu qu'au moyen de la glycérine nous pouvons très-probablement conserver pendant longtemps le virus vaccin, et que, lorsque nous en désirons pour l'usage immédiat, ce liquide est de beaucoup le meilleur dissolvant que nous possédions. Il nous épargne du temps et de la peine, et nous met à même d'employer la matière avec plus d'économie, ce qui est très-important lorsque nous n'en avons qu'une petite quantité. Je crois que quiconque aura employé une fois la glycérine à cet effet ne voudra plus employer autre chose.

« Dans ma première expérience, je pulvérisai environ le huitième d'une croûte ordinaire sur une plaque de verre, et l'humectai ensuite avec une petite goutte de glycérine. Il est préférable de pulvériser la matière, car sans cela elle ne se dissout que lentement. La quantité ainsi préparée m'a servi

[1] Docteur Collins. *Journal médical et chirurgical de Boston.* 1858.

pendant plusieurs jours pour mes vaccinations, s'é-
levant au nombre de vingt-quatre, sur lesquelles
deux seulement n'ont pas réussi, succès que j'ai
rarement obtenu en employant l'eau comme dissolvant. Il n'y a naturellement pas de dessiccation de
la matière, après la solution : aussi longtemps
qu'il en reste sur la plaque, on peut s'en servir
pour l'usage immédiat.

« J'ai ensuite pulvérisé un autre huitième de
croûte, et l'ai dissous dans environ deux gouttes de
glycérine placées au fond d'une très-petite fiole. J'en
ai rempli, par succion, quatre tubes à vaccin ordinaires, et les ai fermés hermétiquement; je n'ai
employé pour cela que la moitié des deux gouttes.
Un de ces tubes m'a servi depuis à vacciner heureusement trois enfants, et je n'ai pas usé la moitié
de son contenu. Je garderai les trois autres tubes
pendant quelque temps, pour voir si la qualité du
liquide est susceptible de s'altérer.

« Je ne vois pas de raison pour que la glycérine,
ainsi préparée et scellée hermétiquement dans des
tubes de verre, ne garde pas sa vertu pendant longtemps. Je pense que les propriétés antiseptiques de
la glycérine doivent la rendre moins sujette à s'altérer que le vaccin pur qui peut se conserver dans
ces tubes pendant plusieurs mois.

« Si mes conclusions sont exactes, ce qui sera
bientôt vérifié, la conservation du virus vaccin, et

son envoi à de grandes distances deviendront extrêmement simples et faciles. Une seule croûte, préparée comme ci-dessus, suffirait pour remplir une
cinquantaine de tubes, avec chacun desquels on
pourrait vacciner au moins dix personnes,

« Il me semble que, pour cet objet, les tubes de
verre pourraient être d'un calibre un peu supérieur
à ceux que l'on emploie pour le vaccin pur; on les
remplirait ainsi plus facilement, et la solution pourrait être plus concentrée qu'avec des tubes capillaires très-fins. »

FIÈVRES PALUDÉENNES

(FIÈVRES MIASMATIQUES)

PAR

JOHN T. METCALF

FIÈVRES PALUDÉENNES

(FIÈVRES MIASMATIQUES)

Les maladies occasionées par un air malsain, et spécialement les affections fébriles dues à cette cause, ont une telle importance pour le chirurgien militaire, que la Commission sanitaire des États-Unis a jugé convenable de consacrer quelques pages à leur examen.

Nous ignorons complétement la nature intime du « poison paludéen, » des miasmes des marais, ou « malaria. » Parmi les hypothèses que l'on a faites à ce sujet, les plus plausibles sont celles qui rattachent l'influence morbifique aux sporules des plantes cryptogames et aux œufs infinitésimaux des infusoires. Cependant, ce ne sont là que de pures théories, ne s'appuyant sur aucune démonstration visible au moyen des microscopes les plus parfaits ; les partisans des hypothèses atmosphériques ou gazeuses n'ont pas été plus heureux en cherchant à montrer, par l'eudiométrie, l'existence de quelque matière particulière dans l'air des endroits infectés [1].

Malgré cet aveu d'ignorance nous restons encore en possession de certaines connaissances au sujet des miasmes, et l'on peut tirer de ces connaissances quelque bien pratique.

Nous savons :

1° Que les miasmes affectent de préférence les localités basses et humides ;

2° Qu'ils ne se développent presque jamais à une température inférieure à 60° Fahrenheit ;

3° Que leur évolution ou puissance active est arrêtée par une température de 32° ;

4° Qu'ils sont plus abondants et plus violents à mesure que nous approchons de l'Équateur et du bord de la mer ;

5° Qu'ils ont de l'affinité pour les feuillages épais, qui jouissent de la propriété de les accumuler, lorsqu'ils se trouvent sur le passage des vents soufflant de localités malsaines ;

---

[1] Nous croyons que depuis l'analyse que M. Boussingault a faite de l'air au-dessus des immenses marécages de l'Amérique, on peut admettre que les effluves, les émanations miasmatiques, sont constitués par la présence de subtances organiques dans la vapeur d'eau qui se trouve dans l'air. — EVANS.

6° Que dans ces circonstances les forêts pos-
sèdent la faculté d'arrêter et d'empêcher leur trans-
mission ;

7° Que les courants atmosphériques peuvent les
transporter à des distances considérables, — probablement jusqu'à cinq milles ;

8° Qu'ils peuvent être développés, dans des endroits auparavant salubres, par des déplacements du
sol, par exemple lorsqu'on creuse des excavations
pour les fondements de maisons, des tranchées de
chemins de fer, des lits pour des canaux ;

9° Que dans certains cas ils semblent être attirés
et absorbés par les masses d'eau situées sur le passage des vents qui les transportent loin de leur
source ;

10° Que l'expérience seule peut nous mettre en
état de décider quant à leur présence ou leur absence, dans une localité donnée ;

11° Qu'à mesure que des contrées, préalablement
marécageuses, sont assainies et occupées par une population nombreuse, les fièvres périodiques disparaissent, pour être, dans beaucoup de cas, remplacées
par la fièvre typhoïde ou typhus ;

12° Que nous avons dans notre matière médicale
un antidote contre les poisons de cette nature, ainsi
qu'un moyen prophylactique ;

13° Que le voisinage de grands feux empêche souvent les effets pernicieux des miasmes.

Les fièvres dues aux influences miasmatiques ayant une nature identique, nous avons cru devoir donner d'abord une courte description de chacune des différentes variétés, réservant pour des considérations subséquentes le traitement et la thérapeutique spéciale de chacune d'elles.

Ces variétés, qui peuvent du reste se remplacer mutuellement, sont connues sous les noms d'*intermittente* et de *rémittente;* une troisième, se rapprochant généralement de la première et parfois aussi de la seconde, est surtout connue aux États-Unis sous le nom de *congestive*.

Nous avons dans notre pays plusieurs types de fièvres intermittentes, dénommées *fièvre froide(aiguë)*, *fièvres et frissons (fever and ague, chills and fever)*. et caractérisées par une complète cessation des phénomènes fébriles, pendant un certain temps :

1er Type. — Fièvre *quotidienne*, survenant une fois toutes les vingt-quatre heures, et commençant chaque jour à la même heure.

2e Type. — Fièvre *tierce*, survenant une fois tous les jours, avec tendance à suivre la même règle relativement à l'heure du début de l'accès.

3e Type. — Fièvre *double tierce*, dans laquelle il y a un accès le matin d'un jour, et un autre le soir du jour suivant, les mêmes symptômes se présentant, en général, les jours alternes.

4e Type. — Fièvre *quarte*, survenant tous les

trois jours, à la même heure ou à peu près.

5ᵉ — D'autres types irréguliers, tels que fièvre *quintane*, *sextane*, *heptane*, etc., se présentent si rarement, qu'on ne doit les considérer que comme des curiosités médicales.

L'ordre de fréquence de ces divers types est le même que celui que nous avons suivi dans leur énumération.

Une attaque de fièvre intermittente peut avoir des prodromes communs aux autres variétés, ou bien être soudaine. Lorsque les prodromes se présentent, voici en quoi ils consistent ordinairement : la langue est couverte d'un enduit jaunâtre, il y a perte d'appétit, mal de tête ou autres douleurs névralgiques, ou bien cet état de *malaise* si connu, dans lequel le malade peut se plaindre seulement de ne pas se sentir bien.

Lorsque la maladie est bien développée, nous reconnaissons :

Le *stade de froid*, qui débute généralement par un frisson, quelquefois avec une simple sensation de fraîcheur, et d'autres fois très-fort. Les traits sont contractés, la peau froide au toucher et ratatinée ; le nez, les oreilles, les lèvres, les doigts des mains et des pieds sont bleuâtres. Le malade cherche instinctivement l'endroit le plus chaud possible. La respiration est oppressée, accompagnée de soupirs ou de bâillements. Au thermomètre, la peau peut ac-

cuser une diminution de température, ou bien rester à la température normale, alors même que le
malade se plaint d'un froid glacial.

L'anorexie, les nausées et les vomissements se présentent souvent. Généralement il y a constipation ;
l'urine est abondante et limpide.

Les douleurs dans les membres, la tête et le dos
sont fréquentes. Le pouls est ordinairement vif et
petit.

Le stade de froid peut durer quelques minutes ou
plusieurs heures. Lorsqu'il dure, le sentiment de
frisson cesse, le patient rejette ce qui le couvre, la
soif devient pressante, le pouls augmente en fréquence et en force, tandis que la respiration, quoique accélérée, ne présente rien d'anormal. Les maux
de tête deviennent plus forts, ainsi que les autres
douleurs névralgiques ; la langue est couverte d'enduit ; l'anorexie continue ; les nausées et les vomissements peuvent aussi continuer, ainsi que la constipation.

Le thermomètre indique un accroissement de la
chaleur du corps, supérieur à l'état normal. Les
sécrétions diminuent, y compris l'urine, qui est fortement colorée, et qui laisse souvent déposer des
urates par le refroidissement. Chez beaucoup d'individus, le délire est un symptôme frappant ; chez
d'autres, on observe une grande disposition au sommeil ou coma.

Après une durée variable, ces symptômes fébriles diminuent d'intensité, et disparaissent enfin , quelquefois soudainement, d'autres fois graduellement ; le corps devient plus frais et se couvre d'une transpiration plus ou moins abondante. C'est dans cette troisième période, ou période de sueur, que l'*intermission* est atteinte. Pendant sa durée, le malade peut se plaindre beaucoup de malaise et de faiblesse, ou bien il peut n'avoir aucunement conscience d'une indisposition.

On peut rencontrer beaucoup de cas présentant d'autres symptômes que ceux-là. Il peut n'y avoir aucun frisson perceptible, le paroxysme semblant commencer avec la période chaude. Il peut n'y avoir ni fièvre, ni sueur, les sensations de frisson étant les seules reconnues : ou enfin, il peut y avoir une sueur périodique, sans frisson ni fièvre. En réalité, tout phénomène pathologique périodique bien marqué, qui n'est pas la fièvre hectique, se présentant dans des régions malsaines, est regardé dans la pratique, par quelques personnes, comme appartenant à la maladie qui nous occupe ; car l'origine en est due à la même action, et la guérison doit être demandée au même remède.

La période qui s'écoule entre la fin d'un accès et le commencement de l'accès suivant est appelée l'*intermission*.

On arrive généralement sans difficulté, après l'observation d'un paroxysme, à diagnostiquer cette maladie, en tenant compte du lieu et des circonstances dans lesquelles elle se présente.

L'étiologie offre plusieurs points intéressants :

1° La maladie commence très-rarement la nuit;

2° La saison dans laquelle elle apparaît le plus fréquemment aux États-Unis., c'est du milieu de l'été au commencement de l'hiver ;

3° Il n'est pas possible de prédire la somme de fièvres qui résultera des conditions données de chaleur, d'humidité, de phénomènes atmosphériques ou telluriques;

4° Dans les régions plus tempérées, le type intermittent prédomine. A mesure que l'on approche de l'Équateur, la fièvre a plus de tendance à devenir rémittente ou congestive;

5° Nous déduisons des tables de Forry que la maladie, dans les différentes sections des États-Unis, suit l'échelle suivante :

. Sur les lacs du Nord, 193 ;

Dans les postes nord au 39° degré de latitude nord; à distance de la mer et des grands lacs, 151 ;

Dans les stations du bord de la mer, depuis le cap Delaware à Savannah, 570 ;

Dans le sud-ouest, y compris Jefferson Barraks, les forts Gibson, Smith, Coffee, Towson et Jesup, 747;

Sur le bas Mississipi, 585 ;

Dans la Floride orientale, 520.

6° Un fait incontestable, c'est que les nègres sont plus souvent exempts que les blancs de toute affection miasmatique. On croit que chez les mulâtres la propension à en souffrir est en raison du plus ou moins de sang caucasique que possède l'individu[1];

7° Le poison de la fièvre peut rester dans le système pendant des périodes très-diverses après exposition aux miasmes. Dans quelques cas, il ne s'écoulera que quelques jours avant que la maladie se déclare; dans d'autres, il peut s'écouler un intervalle de quatre ou cinq mois, plus encore peut-être, avant que les symptômes ne se manifestent;

8° Il existe un certain pouvoir protecteur contre l'influence en question, dans ce que l'on connaît sous le nom d'*acclimatation;* en d'autres termes, on peut être protégé par le fait d'avoir séjourné antérieurement dans la localité infectée;

9° Parmi les causes excitantes, nous reconnaissons l'exposition à l'air extérieur entre le coucher et le lever du soleil; l'exposition prolongée à l'insolation directe, à une température élevée; l'exposition au froid, tandis que le corps est chaud et la peau en moiteur; les excès de toute nature, surtout les boissons enivrantes;

10° Entre toutes les maladies connues, la fièvre intermittente est, plus que toute autre, susceptible

---

[1] Les troupes nègres employées pendant la rébellion ont beaucoup moins souffert de ces maladies que les blancs.

d'être caractérisée par une tendance à se répéter plusieurs fois chez le même sujet. Après avoir été guérie une fois, elle a une grande disposition à revenir le septième jour ou bien un jour représenté par un multiple de sept à partir du dernier accès ;

11° La maladie, livrée à elle-même, a une tendance naturelle à se terminer à des périodes très-incertaines ; quelquefois elle ne dure qu'une semaine, d'autres fois quatre ou cinq mois.

Toutes les fièvres paludéennes, lorsqu'elles se prolongent pendant longtemps, ont une tendance naturelle à produire certaines lésions de l'innervation, et des maladies des viscères, surtout du foie et de la rate, et à mettre obstacle à la fonction de l'hématose. Il n'est pas rare de voir résulter des dérangements de cette fonction et de la faiblesse et de la transpiration consécutives, des affections hydropiques des extrémités inférieures. Dans la pratique des hôpitaux de New-York, les pires formes de cette cachexie se sont présentées chez des convalescents de la maladie nommée fièvre de Panama. Chez eux, il était très-commun de trouver comme complications une diarrhée ou une dyssenterie tenace.

Dans la fièvre intermittente simple, le pronostic peut toujours être favorable. En beaucoup de cas, la fièvre rémittente est traitable et sans danger pour l'existence, tandis que certaines épidémies peuvent donner un chiffre considérable de terminaisons fatales.

La fièvre congestive est la plus à craindre ; la mortalité y est presque toujours très-grande. « Sans traitement, ou avec le traitement habituel de la fièvre bilieuse, qui vaut à peine mieux que l'abstention absolue, il est probable que les trois quarts des cas de cette maladie se sont terminés fatalement. Mais en suivant un traitement spécial, il n'est pas mort plus d'un malade sur huit. » (*Parry.*) Dans les cas de Maillot, la mortalité a été de 593 sur 1,211, un peu moins d'un sur trois.

Avant de passer à la thérapeutique des fièvres miasmatiques, il serait bon peut-être de jeter un coup d'œil sur les différences qui existent entre le type intermittent et les deux autres types mentionnés.

Dans la forme rémittente[1], la différence ne sera probablement pas reconnue par le médecin avant le commencement de la période de sueur. La sueur peut ne pas être considérable, ou paraître abondamment ; mais au lieu du soulagement que devrait éprouver le malade pendant l'intermission, il n'y a qu'une *diminution* des symptômes désagréables. Le pouls continue à battre rapidement : le mal de

---

[1] *Synonymes :* Fièvre bilieuse, bilieuse rémittente, fièvre de marais, fièvre de pays, fièvre africaine, fièvre de Walcheren.

tête et les autres douleurs névralgiques persistent ; le malade se plaint encore de la soif, d'anorexie, de malaise ; et au bout de peu de temps les phénomènes du stade de chaleur se reproduisent, avec ou sans frisson comme auparavant. Une ou deux fois dans les vingt-quatre heures, — matin et soir, — apparaît cette amélioration temporaire (*rémission*) suivie de la réapparition des phénomènes fébriles (*exacerbation*). Le type peut être quotidien, tertiaire, ou double tertiaire ; le premier ou le troisième plus fréquemment que le deuxième. Dans quelques cas, la rémission est si légère que la forme peut être regardée comme *continue*.

Si des frissons précèdent les exacerbations, ils peuvent devenir moins marqués à la fin de chaque rémission, jusqu'à ce qu'ils disparaissent finalement.

Probablement, par suite de la congestion prolongée de l'estomac, il y a plus de dispositions à de fortes nausées, à des vomissements, à une douleur ou une sensibilité épigastrique, que dans la fièvre intermittente. Nous pouvons en dire autant de tous les symptômes que nous venons de décrire, comme appartenant à l'exacerbation.

La fièvre rémittente peut se terminer spontanément, dans le cours de deux semaines, ou bien durer pendant trente ou quarante jours. En moyenne, nous pouvons espérer la convalescence au bout d'une quinzaine, dans des circonstances favorables. Sa durée est abrégée de beaucoup par un traitement approprié.

La rapidité et le terme de la convalescence sont en raison inverse du danger de la maladie. Des rechutes arrivent facilement quand le malade s'expose à quelqu'une des causes excitantes. Il faut surtout éviter l'excès dans le manger.

Il y a peu de chose à ajouter à ce qui a déjà été dit relativement à l'anatomie pathologique de la maladie. Le phénomène le plus uniforme et le plus caractéristique que l'on trouve dans l'examen après la mort est la couleur bronzée du foie, due, selon le professeur Alonzo Clark, à l'existence de la diffusion de l'hématosine à travers l'organe, et non à une hémorrhagie dans la substance même de celui-ci. Il est digne de remarquer que cette condition du foie peut exister pendant plusieurs années après la guérison de la fièvre, et qu'elle peut résulter d'une longue résidence dans un pays malsain, sans que le sujet ait jamais souffert de la fièvre rémittente.

Une autre lésion, presque toujours présente, consiste dans l'augmentation de volume de la rate, qui est ramollie et d'un bleu noir. On l'a vue arriver à l'énorme poids de onze livres. Cela résulte sans doute d'une hyperémie chronique, car la plupart des phénomènes morbides décrits par les auteurs se rencontrent dans le cerveau et dans les membranes muqueuses.

On a dit que la fièvre congestive est la forme la plus redoutée par le malade et par le praticien. On l'a appelée *fièvre algide, pernicieuse* ou *maligne intermittente, pernicieuse rémittente*. Nous conserverons le nom, sanctionné par un long usage, sous lequel elle est connue parmi les médecins américains.

Dans la fièvre rémittente, il semble y avoir tendance à la perpétuation du stade de chaleur ; dans la forme congestive, au contraire, à la perpétuation du stade de froid.

Ordinairement, ainsi que nous l'avons dit plus haut, elle ne se montre pas congestive dès le début. Nous pouvons reconnaître son existence en observant que dans le cours d'un accès intermittent ordinaire le premier stade, après avoir duré plus longtemps que d'habitude, n'est pas suivi des symptômes fébriles caractéristiques. La face et les extrémités deviennent pâles ou livides ; les traits expriment une anxiété que le patient n'éprouve pas, ou bien la physionomie est contractée et impassible. La peau, couverte d'une sueur froide et visqueuse, ressemble souvent à ce que nous voyons dans le choléra asiatique et que nous appelons en Amérique « peau de blanchisseuse. » La main peut percevoir une augmentation de chaleur sur la poitrine et l'abdomen, tandis que les extrémités sont très-froides.

Le malade se plaint de sensibilité et d'oppression épigastrique. L'estomac est souvent irrité au point

de rejeter même de petites quantités d'eau glacée, ou
de tout autre liquide. Les matières vomies contiennent rarement de la bile. Elles se composent habituellement des médicaments administrés, ou d'un
mucus clair, fréquemment mélangé de sang. La
soif est un des symptômes les plus saillants. Le docteur Parry mentionne que quelques-uns de ses malades s'écriaient : « Oh ! que ne suis-je couché dans
la rivière ! — Si un courant d'eau froide pouvait couler à travers mon corps ! » Et cela, avec la peau algide, la langue froide et l'haleine fraîche.

Les intestins, calmes parfois, sont ordinairement
relâchés ; les déjections, ne tardent pas à devenir
abondantes ; elles sont parfois mêlées de sang, et
ont de la ressemblance avec celles que l'on observe
dans les cas de choléra. Lorsque les déjections alvines restent bilieuses, le pronostic est favorable.

La dyspnée est presque toujours un symptôme dominant. La respiration peut être pressée, irrégulière,
palpitante, ou bien se composer d'une suite de longs
soupirs. A cette difficulté de respirer se joint,
comme règle, un pouls petit, faible et fréquent.

Un sentiment constant d'agitation, d'inquiétude,
caractérise l'état de l'innervation. Souvent le malade, presque moribond, insistera pour se lever et
se promener dans la chambre. Comme dans le choléra, le patient décèle une indifférence complète au
sujet de la marche et de l'issue de la maladie. On

observe fréquemment des crampes dans les extrémités. Dans quelques cas de fièvre congestive, les
symptômes ci-dessus mentionnés peuvent continuer,
sans aucun changement, sans aucune recrudescence
apparente, et l'on voit même le malade mourir soit
par coma, soit par syncope ou par asthénie, soixante-
douze heures après le frisson initial. Lorsque la
marche est plus favorable, il s'opère une certaine
réaction fébrile, peu proportionnée à la force du frisson. Le corps devient généralement plus chaud, et
il se produit une sorte d'intermission. Le malaise et
l'inquiétude épigastrique sont, cependant, très-en-
clins à persister. Le lendemain ou le deuxième jour,
il peut y avoir répétition de ces phénomènes, et
dans les cas à terminaison favorable et spontanée,
les phénomènes algides deviennent dès cette époque
moins marqués et la pyrexie augmente, jusqu'à ce
que les accès prennent le caractère de la fièvre intermittente ordinaire.

Malheureusement, ce n'est pas là le cas habituel.
A chaque accès de fièvre congestive, les lésions de
l'innervation et les conséquences de l'hyperémie locale deviennent plus sérieuses, jusqu'au troisième
paroxysme, au delà duquel la vie ne peut se prolonger, si la maladie a été abandonnée à elle-
même.

L'issue de la maladie dépend si souvent des
moyens thérapeutiques employés, et les dangers que

présente cette fièvre sont si grands en cas d'absence de traitement immédiat, que le diagnostic de la fièvre congestive devient d'une incontestable importance. On peut citer beaucoup de cas qui se sont terminés fatalement parce qu'on n'avait pas su, dès le début, reconnaître la véritable nature du mal. Nous devrions toujours soupçonner la présence de la fièvre congestive lorsque, durant l'accès des autres pyrexies miasmatiques, nous observons :

Une pâleur ou une lividité inusitée de la face ; une absence de froid ou une sensation de frisson, tandis que les extrémités sont réellement froides ; un manque de chaleur uniforme après la réaction ; une disposition à des vomissements ou des déjections soit abondantes, soit fréquentes, avec sensation inusitée de pesanteur ou d'oppression dans la région épigastrique ; une fréquence, une faiblesse ou une irrégularité extraordinaires du pouls ; beaucoup d'anxiété dans la physionomie, de l'inquiétude, de l'agitation ; une grande disposition à l'évanouissement ; beaucoup de délire ou d'assoupissement ; une prolongation du stade de froid, et un degré d'excitation fébrile moindre que l'on n'aurait pu le prévoir ; durant l'apyrexie de la confusion dans l'esprit, de l'assoupissement, de la faiblesse, ou bien une anxiété, un malaise inaccoutumé. L'un ou l'autre des symptômes ci-dessus doit suffire pour engager le praticien à ne point différer d'un instant les mesures qui peuvent enrayer la marche progressive de la maladie[1].

Dans le traitement des fièvres de nature miasmatiques, notre principale et plus grande confiance repose sur le quinquina et ses préparations.

« Il n'est rien qui puisse les remplacer. On a universellement éprouvé leur efficacité. Dans tous les pays et à toutes les périodes, depuis la découverte des propriétés de cette incomparable substance, au milieu des dogmes opposés des diverses doctrines médicales, l'écorce du Pérou a toujours conservé sa réputation et toujours répondu aux espérances que l'on avait fondées sur elle. Au milieu des nombreuses incertitudes de la science médicale et des perpétuelles éventualités de l'art; au milieu de la décourageante incrédulité scientifique qui, dans ces derniers temps, a pris possession de l'esprit médical, ébranlant dans ses fondements l'ancienne foi dans la puissance des médicaments, et menaçant de la détruire complétement, il est consolant de sentir et de savoir qu'à cet égard nous sommes enfin sur un terrain solide; que là nous pouvons soutenir qu'il y a une grande et importante relation thérapeutique définitivement et positivement établie, qui défie également les attaques du charlatanisme au dehors,

---

[1] Dans le diagnostic de la fièvre rémittente, nous avons à considérer la possibilité de la fièvre entérique, de la pneumonie, de la méningite cérébrale, de la gastro-entérite et de la fièvre jaune. Des erreurs de cette nature n'ont besoin que d'être mentionnées pour être évitées dans la généralité des cas.

et au dedans les machinations déloyales d'un lâche
scepticisme [1]. »

La préparation de quinquina presque universellement employée est le sulfate de quinine.

Dans le traitement de la fièvre intermittente simple, il n'y a guère autre chose à faire, pendant le
stade de froid, que de s'efforcer de tenir le malade
chaudement. S'il y a beaucoup de souffrance ou de
trouble du système nerveux, l'opium est indiqué.
Son emploi peut être rendu très-promptement efficace
par l'application hypodermique. On injecte sous la
peau, dans la partie du corps la plus convenable,
un centigramme environ de muriate, de sulfate ou
d'acétate de morphine. Dans les cas de vomissement
et de diarrhée, c'est le seul mode d'administration
rapide et sur lequel on puisse compter.

Si l'estomac est oppressé, s'il y a des nausées, rien
ne soulagera autant qu'un émétique de poudre de
moutarde ou d'ipécacuanha. On arrêtera le vomissement spontané en faisant prendre de grandes gor-
gées d'eau chaude rendue alcaline au moyen de la
soude, de la potasse ou de la chaux, s'il est nécessaire. Si les nausées et les vomissements persistaient
trop longtemps, des sinapismes devraient être appli-
qués à l'épigastre,

[1] Bartlett, *On fevers.*

Dans les cas de grande prostration du système nerveux pendant le stade de froid, il est souvent nécessaire d'avoir recours aux stimulants, tels que vin, eau-de-vie ou whisky, ammoniaque, éther, etc., si l'état de l'estomac et des intestins permet de s'en servir ; il est bon aussi de donner par la bouche un scrupule[1] de sulfate de quinine, ou par le rectum environ trois grammes, afin de combattre toute tendance à la forme plus sérieuse de fièvre congestive qui pourrait suivre cet état particulier du stade de froid. Il serait bon, souvent, de continuer l'emploi de la quinine, toutes les deux heures, jusqu'à production d'une réaction complète.

En ce qui concerne la pyrexie, dans les fièvres intermittentes simples, il y a peu de chose à dire. On soulagera la chaleur du corps en épongeant à froid ; des sinapismes ou autres rubéfiants diminueront les douleurs névralgiques ; les troubles gastriques seront traités par les moyens déjà indiqués et par l'administration de l'acide carbonique. Les boissons froides, en quantités modérées, apaiseront la soif.

Pendant le stade de sueur, il n'y a pas autre chose à faire que de veiller à ce que le patient ne s'expose pas au froid.

Nous n'avons point parlé de la saignée, tant vantée par beaucoup d'auteurs, parce qu'elle ne peut don-

---

[1] Environ douze décigrammes.

ner aucun résultat qui ne puisse être plus aisément obtenu par d'autres moyens comparativement sans danger, et qui ne retardent pas la convalescence en affaiblissant le malade. Si elle devait être conseillée pour quelques personnes, ce n'est assurément point parmi les soldats, le médecin devant avoir en vue, avant tout, un prompt retour au service.

Pendant l'intermission, le sulfate de quinine doit être donné à doses appropriées. Toute autre médication n'est que secondaire, et peut même être inutile si ce médicament est convenablement manié. On peut l'administrer par dix ou quinze centigrammes toutes les deux heures, en commençant après la cessation de la diaphorèse, et continuant la dose jusqu'à production de la fièvre à quinquina, ou jusqu'à ce que l'intervalle soit passé sans accident ; si le patient a eu déjà plusieurs accès, à des époques uniformes et bien marquées, il sera également bon de lui donner une dose complète, soit cinquante centigrammes, deux heures avant le moment des premiers symptômes.

Il faut tenir compte de l'idiosyncrasie, car il faut une quantité de sulfate de quinine beaucoup moins grande, pour produire la fièvre à quinquina, dans certains cas que dans d'autres. Quelquefois le remède ne peut être toléré, par suite de quelque particularité de constitution. Ainsi, chez quelques femmes, il donne lieu à la ménorrhagie ou à l'avortement; chez quelques hommes, à des troubles gastriques ou au délire.

Aucune inflammation simultanée ne saurait empêcher l'emploi du médicament. Au contraire, il est urgent de l'administrer dans la pneumonie caractérisée par la périodicité, comme nous le voyons souvent dans les pays où règnent les miasmes.

Si le sulfate de quinine n'empêche pas un accès subséquent, il le rendra plus faible, et arrêtera bientôt complétement le développement de la maladie. Son emploi devra se continuer au moins pendant deux jours au delà du moment où le malade aura été délivré de la fièvre.

Le septième, le quatorzième et le vingt et unième jour, à partir de la dernière attaque, le malade devra prendre cinquante centigrammes de quinine, deux ou trois heures avant le moment où commença son dernier accès ; ou bien il commencera deux jours avant à en prendre chaque jour soixante centigrammes.

Il est désirable, dans tous les cas, de donner le remède en solution Si on l'administre sous forme de pilules, elles devront être récemment faites.

Lorsque l'estomac ne peut tolérer le fébrifuge, nous pouvons l'appliquer par le rectum, en ayant soin de doubler la dose.

Dans tous les cas de cette nature, on obtiendrait une solution complète par l'addition d'une goutte

d'acide sulfurique étendu, par chaque cinq centigrammes de sulfate de quinine. Lorsqu'il existe de
l'irritabilité du rectum, on peut avantageusement
combiner le remède avec un narcotique.

L'emploi de l'opium ou du capsicum, dans quelques cas, augmente la tolérance et l'efficacité de la
quinine. On peut employer de cinq à dix centigrammes du premier, ou l'équivalent dans un sel
de morphine, avec cinquante centigrammes de quinine.

Dans les cas persistants, le paroxysme pourra être
plus aisément prévenu en faisant garder le lit au
malade une heure avant et une heure après le moment où l'on attend l'accès.

Aucune médication spéciale, autre que celle déjà
indiquée, n'est nécessaire dans le traitement de la
fièvre intermittente ordinaire.

Lorsque nos efforts ne réussissent pas à dompter
la maladie de la manière que nous venons d'indiquer, il est bon que le médecin examine la qualité
du fébrifuge. On a fait beaucoup de tentatives de
sophistications, et il en résulte que souvent l'on n'a
en main qu'un remède inefficace.

Dans les cas où la maladie se prolonge, il est
avantageux de combiner la quinine avec le fer et le
capsicum, dans la proportion de dix centigrammes
de la première avec cinq centigrammes de sulfate
de fer séché et pulvérisé, et d'une quantité égale

de capsicum. On peut administrer une pilule ainsi composée toutes les trois heures pendant le jour, jusqu'à ce qu'on en ait pris trente.

La *quinoïdine* peut remplacer le sulfate de quinine, en doublant la dose. Elle convient dans quelques cas où l'idiosyncrasie empêche l'usage de la quinine. Elle est loin d'avoir une force curative tou-jours constante[1]. Les mêmes remarques s'appliquent à l'efficacité relative du sulfate de cinchonine.

La *salicine* est efficace dans beaucoup de cas. Il faudrait donner au moins trois fois la dose recommandée pour la quinine. On peut en dire autant de la *bébéerine* et de la *corniine*[2].

Nous ne pensons pas qu'il soit nécessaire de mentionner ici tous les succédanés du principe actif de l'écorce du Pérou. Il suffira de dire qu'aucun d'eux n'a supporté comme le grand remède les épreuves de l'expérience.

Dans les cas rebelles, l'*arsénite de potasse*, à l'état de *liqueur de Soulery*, est considéré par la plu-

---

[1] La quinoïdine est une substance excessivement amère, découverte dans le quinquina par Sertuerner. On l'extrait généralement des résidus de la fabrication du sulfate de quinine. — EVANS.

[2] La salicine est un principe cristallisable que Fontana découvrit en 1825 dans l'écorce de *salix alba*; depuis cette époque on l'a trouvée également dans l'écorce de quelques espèces de peupliers.

La bébéerine est un alcaloïde découvert en 1834 par Rodie dans le *bébéeru*, arbre originaire de la Guyane anglaise.

La corniine est un principe cristallin très-amer, extrait du *cornus florida*. — EVANS.

part des praticiens comme venant après la quinine en qualité d'agent curatif. Il doit être donné à doses de dix gouttes, dans l'eau. On accélère, paraît-il, son action, et l'on empêche l'irritation gastrique en administrant ce médicament *après le repas*. Il faut avoir soin d'en suspendre l'emploi dès l'apparition de l'œdème de la face ou des douleurs articulaires qu'il provoque.

Chez les malades qui ont besoin d'un tonique, après la disparition de la fièvre, il n'est rien de mieux que l'emploi de l'acide nitrique ou de l'acide nitro-muriatique. Quelques praticiens considèrent même le premier comme l'un des fébrifuges le plus digne de confiance que nous possédions. Les *bitters* de quinine sont également des fébrifuges excellents.

Le praticien ne doit pas oublier que très-souvent l'effet d'une forte impression sur l'esprit sert à empêcher la production d'un accès de fièvre intermittente. En présence de certaines constitutions psychologiques, il a suffi parfois d'une assurance donnée avec confiance pour empêcher une attaque. Il est bon de se souvenir du moyen bien connu d'administrer un puissant émétique une heure ou deux avant le moment du frisson.

Si cela peut se faire, on doit conseiller l'éloignement de l'endroit où règnent les influences miasmatiques, lorsque les médicaments spéciaux ne réussissent pas. Cela seul, dans des cas qui paraissaient incurables, a suffi pour amener la guérison. Les bons effets d'un voyage maritime sont universellement prouvés.

Dans le traitement des *fièvres* rémittentes, nos efforts doivent tendre à mettre aussitôt que possible le malade sous l'influence de la quinine. On a grand tort d'attendre pour « préparer le système », avant d'administrer le seul remède réellement efficace. Il peut y avoir, il est vrai, des cas dans lesquels on doit traiter les troubles de l'estomac ou des intestins, avant de pouvoir faire prendre le fébrifuge, mais ce sont là des exceptions à la règle générale. *On peut considérer comme un axiome que la maladie sera domptée avec d'autant plus de rapidité et de certitude que nous aurons produit plus tôt les symptômes qui caractérisent la fièvre à quinquina.* La croyance traditionnelle que l'inflammation empêche l'emploi du quinquina influence encore, malheureusement, l'esprit de beaucoup de personnes dont l'expérience, en fait d'affections miasmatiques, est limitée ; la crainte qu'elles ont alors d'un mal imaginaire les empêche de faire le seul bien qu'ils puissent accomplir : celui de couper la fièvre.

S'il y a une irritabilité de l'estomac, assez grande pour empêcher que la quinine soit tolérée, on devra avoir recours au même traitement que celui qui a déjà été recommandé pour les attaques intermittentes,

Si l'état des intestins demande un purgatif, il n'en
est aucun qui soit plus aisément supporté ou produise de meilleurs effets que le calomel. On peut
l'administrer en combinant cinquante ou soixante-
quinze centigrammes, ou même un gramme de sel
mercuriel avec la même quantité de quinine. Si
cette dose ne produisait pas un effet purgatif dans
les six heures, on pourrait avantageusement administrer un apéritif salin. Il n'est guèrede médecine
de ce genre aussi généralement applicable que
l'infusion de sel d'Epsom, de feuilles de séné et de
graines de fenouil ou d'anis. Un verre de ce liquide
pris à froid, toutes les deux heures, est très-peu
susceptible d'être rejeté par un estomac irritable et
produira certainement le soulagement désiré. Il est
douteux qu'il soit prudent d'aller au delà de cette
manière de prescrire le calomel. L'habitude de
provoquer systématiquement la salivation en vue de
la guérison de la fièvre bilieuse disparaît, fort heureusement. Il est évident qu'après la première purgation l'on doit se borner à prescrire des remèdes
tendant à empêcher la constipation.

Dans le cas où la première dose de quinine n'aurait pas produit dans les quatre heures les symptômes particuliers de la fièvre à quinquina, il sera
bon de continuer son emploi en plus petites quantités, de vingt-cinq à cinquante centigrammes, à
intervalles réguliers, jusqu'à ce que les accès ces-

sent ou que la fièvre à quinquina se manifeste. Dans les cas de gravité ordinaire, un gramme environ de sulfate de quinine peut suffire entre le commencement de son administration et le début de l'exacerbation suivante. Lorsqu'il y a indication, l'emploi de l'opium combiné à la quinine rendra de grands services. Il est désirable de maintenir l'influence de cette dernière pendant au moins deux jours après la disparition de la fièvre. Dix centigrammes tous les trois jours suffiront pour opérer l'effet désiré. Après ce temps, le convalescent devra être traité comme nous l'avons déjà dit à propos des fièvres intermittentes.

On a tant parlé de la nécessité absolue de la saignée, pour le succès du traitement de la fièvre rémittente, que nous croyons convenable de donner à ce sujet l'opinion des meilleures autorités. L'usage de la lancette est rejeté par un grand nombre de médecins, sauf dans quelques cas très-rares ; par presque tous son emploi est restreint aux premières périodes, et à une seule déplétion , tandis que plusieurs de nos observateurs les plus expérimentés et les plus dignes de foi pensent que l'usage de l'affusion froide peut produire tous les résultats que l'on pourrait attendre de la phlébotomie, avec beaucoup plus de certitude et beaucoup moins de danger pour le malade. La crainte de s'abstenir de saigner dans les inflammations a considérablement diminué, depuis que la pathologie moderne est venue augmenter nos connaissances dans l'histoire naturelle de la maladie. Combien de fois n'a-t-on pas vu des encéphalites supposées s'affaiblir et disparaître sous l'influence de doses efficaces de sulfate de quinine ! Combien de fois la pneumonie ne s'est-elle pas amendée et résolue dans des cas d'empoisonnement par les effluves paludéens !

On ne saurait donner de meilleure règle pour faire l'affusion froide que celle donnée par le docteur Dickson : « Placez votre malade sur un réceptacle convenable, et versez d'une certaine hauteur, sur sa tête et son corps, un fort courant d'eau froide. Continuez jusqu'à ce qu'il devienne pâle et que le pouls perde sa plénitude, que sa peau se ride ou qu'il frissonne. » Alors il faut l'essuyer et le mettre au lit. Il en résultera une rémission artificiellement produite, qui pourra, s'il le faut, être reproduite de la même façon. Dans le cas où les frissons dureraient trop longtemps, la durée de l'affusion suivante devrait être moindre.

Les violents maux de tête sont souvent singulièrement soulagés par ce moyen, qui peut, dans beaucoup de cas, être presque comparé aux effets de l'inhalation anesthésique. L'application de ventouses sèches sur la nuque et les tempes peut aussi rendre des services.

Contre la soif ardente d'une exacerbation, il n'est

rien d'aussi avantageux et nous dirons même d'aussi agréable que la *boisson effervescente* de la pharmacopée des États-Unis. Non-seulement elle diminue le désir de boire, mais elle est peut-être le diaphorétique le plus puissant que nous ayons. Elle est infiniment préférable à l'esprit de Mindererus, d'un goût si désagréable. Lorsque l'estomac est tranquille, de petites quantites (un à deux milligrammes) de tartre stibié toutes les deux heures feront beaucoup de bien. On peut toujours se procurer cette boisson, qui n'a aucune saveur particulière, et se prépare en mettant cinq centigrammes du sel dans un litre d'eau. On en prend chaque fois une cuillérée à potage. Il est bien entendu que l'eau froide ou la glace seront données en petites quantités et à fréquents intervalles.

Contre l'irritabilité gastrique, lorsqu'elle est forte, nous pouvons prescrire la solution d'acétate de plomb, cinq centigrammes par heure, ou toutes les deux heures, en solution ; l'acide cyanhydrique, la créosote, le chloroforme ; l'eau de chaux ; le vésicatoire épigastrique, et l'emploi de la morphine par la méthode endermique, le julep à l'essence de menthe froid ; les opiacés pris à l'intérieur ou par l'injection hypodermique. Quelquefois un emplâtre de moutarde sur l'épine dorsale produira de bons effets.

Pendant les exacerbations, le malade n'aura

besoin pour nourriture que d'orge, de riz ou d'eau gommée. Le thé et le café, pris froids, sont souvent très-agréables et en même temps très-utiles, grâce à leurs vertus stimulantes. Il sera bon de donner des bouillons de viandes dès que l'appétit reviendra et que l'estomac pourra les supporter. Souvent le lait froid et l'eau de chaux suffiront pour toute nourriture, et seront retenus, tandis que tout autre aliment serait rejeté ou causerait une forte douleur épigastrique.

Dans les cas où, après huit ou dix jours, la maladie se montre rebelle, et paraît avoir tendance à prendre une forme ressemblant au typhus ou à la fièvre typhoïde, le traitement devra consister à soutenir le malade et à lui faire prendre les médicaments que pourront indiquer les symptômes particuliers.

Il est inutile de dire que toute exposition prématurée à l'air extérieur doit être soigneusement évitée ; qu'il faut avoir grand soin d'administrer une quantité suffisante d'aliments nourrissants et de digestion facile, et que toutes les précautions hygiéniques possibles doivent être prises.

On pourrait faire une description très-longue du traitement de la *fièvre congestive ;* mais ce qui précède nous paraît suffire au praticien, qui ne saurait guère tirer profit d'une exposition plus détaillée. Nous ne mentionnerions la saignée et les préparations mercurielles que pour les condamner lorsqu'il s'agit de tirer le malade de la période d'abattement. L'usage des bains froids, ou de l'affusion froide, telle que nous l'avons décrite à propos de la fièvre rémittente, est peut-être la méthode la plus satisfaisante et la plus praticable. Lorsqu'on n'a pas les commodités nécessaires pour faire l'affusion, il faut recommander l'emploi des ventouses sèches sur l'épine dorsale, des applications chaudes au moyen de briques ou de bouteilles, ou les bains de vapeur et les frictions. La première chose qu'on doit avoir en vue est toujours la même, savoir : produire le plus tôt possible l'influence spécifique de la quinine. Il est douteux qu'il soit nécessaire de donner plus de trente-cinq décigrammes de sulfate de quinine à chaque intervalle. N'attendez jamais les intermissions. Que l'impossibilité de donner le médicament par l'estomac ou par le rectum soit le seul obstacle à son administration. Dans les cas désespérés, produisez une ou plusieurs ampoules au moyen de l'eau bouillante ou de l'ammoniaque ; saupoudrez la peau dénudée de sulfate de quinine réduit en poudre impalpable, et couvrez la surface de soie huilée. Pendant la convalescence, il faut prendre de grandes précautions, dont les règles peuvent être déduites de ce que nous avons dit au sujet de la fièvre rémittente.

Nous n'avons rien dit à propos de la prophylaxie. Tout ce que l'on pourrait ajouter aux diverses déductions qui ressortent de ce qui précède, a été exposé d'une manière si complète dans une des publications de la commission sanitaire des États-Unis, contenue dans ce volume, que toute autre remarque serait surperflue.

FIÈVRES CONTINUES

SYMPTOMES, DIAGNOSTIC ET TRAITEMENT

PAR

J. BAXTER

FIÈVRES CONTINUES

SYMPTOMES, DIAGNOSTIC ET TRAITEMENT

On divise les fièvres en fièvres essentielles ou idiopathiques, et fièvres symptomatiques. Nous ne nous occuperons pas ici de ces dernières qui se rattachent à quelque affection locale. Les premières sont subdivisées en fièvres rémittentes, fièvres intermittentes et fièvres continues, et l'on peut y joindre, comme n'appartenant à aucune de ces familles, la fièvre jaune.

Ces affections sont tellement étendues que la plupart d'entre elles se rencontrent dans notre armée, et chacune d'elles se présentera tôt ou tard dans les variétés et les formes qui lui sont propres. Nous ne

traiterons ici que des fièvres continues. Elles sont
au nombre de trois[1], savoir :

> Fièvre dite IRRITATIVE,
> Fièvre TYPHOIDE,
> TYPHUS.

Nous nous proposons de donner, aussi brièvement
que possible, les signes diagnostiques ordinaires de
ces maladies, avec quelques-uns de leurs symptômes, quelques-unes de leurs causes, et un résumé
du traitement.

I. FIÈVRE IRRITATIVE

(Syn.) *Fièvre simple, Ephémère, Fébricule.*

Quelques auteurs ont décrit sous le nom de *fièvre
éphémère* une fièvre qui ne dure que vingt-quatre
heures environ, comme étant une maladie distincte
de la fébricule ; mais l'une et l'autre doivent être
traitées plutôt comme des gradations de la même
maladie, passant de l'une à l'autre par degrés in-
sensibles, et ne différant que par l'intensité.

On entend par fièvre irritative cet état de l'organisme qui se manifeste par la chaleur à la peau, la
vivacité du pouls, la blancheur de la langue, etc.,
durant de sept à huit jours, et qui n'a pour cause,

---

[1] Nous omettons dans nos descriptions la *fièvre à rechute* (*Relap-
sing Fever*) de la Grande-Bretagne, parce qu'elle est très-rare en
Amérique, si toutefois elle y a été observée.

autant que nos moyens d'observation nous permettent d'en juger, aucune action particulière ou spécifique, ni aucune affection locale.

Marche et symptômes. — Elle commence par une sensation de froid, généralement légère, souvent imparfaitement, mais quelquefois fortement marquée, et suivie de frissons, de maux de tête, de douleurs dans le dos et les membres. Bientôt arrive la réaction fébrile ordinaire — peau sèche et chaude, pouls fréquent, langue couverte d'un enduit jaunâtre, perte d'appétit, soif, constipation, urine rare, diminution générale des sécrétions. Il n'y a point de toux, ni aucun signe appréciable du côté de la poitrine et de l'abdomen. La gravité des symptômes augmente pendant trois ou quatre jours, et au bout de cinq, six ou sept jours, ils disparaissent tout aussi rapidement qu'ils ont commencé. Le moment où le malade revient à la santé est souvent marqué par un écoulement critique, un dépôt d'urates ou une sueur abondante.

Causes. — Très-nombreuses : l'exposition au froid ou à une chaleur intense, les excès, la fatigue extrême, la présence d'épidémies, de fièvres, etc. Les soldats sont très-facilement atteints après une marche fatigante, s'ils ont été exposés au froid et à l'humidité, et qu'ils gardent sur eux leurs vêtements humides.

Pronostic. – Peu grave, et jamais fatal. Il se présente parfois des inflammations locales dans le cours de la maladie.

Diagnostic. — Il se déduit de la douceur de l'accès et des symptômes comparativement à ceux des fièvres plus graves; une grande prudence est cependant nécessaire. Il se tire aussi de la phlegmasie, en l'absence de toute affection locale.

Traitement. — Très-simple dans les cas ordinaires. S'il existe des signes d'une grande excitation vasculaire ou d'une vive congestion cérébrale, on pourra, chez un homme fort, pratiquer une saignée de deux cent cinquante à cinq cents grammes; mais cela est rarement nécessaire. Il suffit, en général, d'une purgation efficace au début, suivie de diaphorétiques réfrigérants et d'un régime convenable. Les circonstances doivent guider dans le choix du purgatif. Si l'excitation fébrile est intense, on donnera le sulfate de magnésie seul ou avec une infusion de séné; s'il se présente des signes d'acidité, on pourra choisir la magnésie pure; pour la congestion du foie et la sécrétion hépatique insuffisante, on fera prendre deux ou trois pilules purgatives composées. Quarante ou cinquante centigrammes de poudre de Dover pris le soir seront généralement très-utiles. Si la fièvre dure plus d'un jour ou deux, les intestins seront régulièrement tenus libres par des purgatifs salins, et dans les intervalles on prendra les diaphorétiques mentionnés ci-dessus. Toute excita-

tion sera évitée ; on ordonnera le repos et une nourriture uniquement composée de farineux ; eau froide
et boissons acidulées simples, mais point de stimulants. Si l'inflammation se développe dans quelque
organe, on la traitera exactement comme une
phlegmasie ordinaire de cet organe.

II. FIÈVRE TYPHOÏDE

*Syn.) Fièvre continue ordinaire, Fièvre entérique, Typhus
abdominal, Dothiénentérie.*

C'est la fièvre endémique ordinaire de la Nouvelle-
Angleterre et des contrées des États-Unis où ne règnent pas les fièvres paludéennes ou les fièvres bilieuses. Les rapports officiels de l'armée montrent
qu'elle se mêle aussi plus ou moins à ces dernières
dans certaines contrées, et qu'il arrive rarement
qu'elle soit entièrement absente dans une partie
quelconque de notre pays.

Description générale de la maladie. — Affection
aiguë, résultant d'une cause obscure, sinon inconnue, se présentant le plus souvent de seize à
trente-trois ans, dominant surtout en automne et en
hiver, mais survenant en toute saison, ayant une durée moyenne de vingt et un à vingt-huit ou trente
jours, quelquefois soudaine, mais plus souvent graduelle et insidieuse. Après quelques jours d'un malaise indéfinissable, de mal de tête, d'inaptitude

pour tout effort physique ou moral, survient un accès de fièvre accompagné de frisson, léger et souvent répété d'ordinaire, suivi bientôt d'une chaleur plus ou moins fébrile de la peau, d'accélération du pouls et de la respiration ; langue blanchâtre ; petite toux sèche ; râles sonores ; douleur dans le dos et les membres ; apathie, anorexie, soif, tendance à la diarrhée, parfois hémorragie nasale ; vertiges, surtout dans la position droite ; tintement d'oreilles, pesanteur d'esprit ; à mesure que la maladie fait des progrès, perte de force musculaire, perversion de l'intelligence, délire profond, diarrhée plus forte, tympanite, douleur dans l'abdomen, sensibilité et gargouillements au-dessus de la région iliaque ; langue sèche, dure, brune ou noire ; apparition, après le dixième ou douzième jour, d'une éruption particulière, d'une belle couleur rosée, se montrant plus ou moins abondamment et successivement, s'évanouissant à la pression, bornée surtout à la surface antérieure et postérieure du tronc, et accompagnée de sudamina à la poitrine et au cou ; plus tard encore, dans les cas graves, la douleur et la sensibilité abdominales augmentent, il y a météorisme, diarrhée fréquente, saburre, soubresauts et affaissement de toutes les forces vitales, puis la mort survient de la seconde à la quatrième semaine ; ou bien, à une période variable comprise entre le douzième et le treizième jour, les symptômes diminuent graduellement, et la maladie s'achemine vers la convalescence et la guérison.

Causes. — Les causes essentielles sont loin d'être bien déterminées. Les conditions et les circonstances qui peuvent donner lieu à la maladie sont l'âge, comme cause prédisposante, le séjour récent dans une ville, et quelquefois la contagion (pour ceux-là seulement qui sont constamment en relation immédiate avec les malades). Parmi les causes immédiates, il faut nommer les excitants ordinaires de la maladie dans les camps, la mauvaise alimentation, les excès, l'exposition au froid et au chaud, les intempéries, les fortes impressions morales, etc., etc. Les soldats récemment arrivés de la campagne, et casernés dans nos grandes villes, sont très-sujets à cette fièvre.

Formes et variétés. — Cette maladie est susceptible de se présenter sous des phases ou formes différentes dans des saisons et des localités diverses, et souvent à plusieurs reprises dans la même saison et la même localité. Ce sont en général les formes inflammatoires ou sthéniques, et les formes débilitantes ou asthéniques. Mais on croit que ces différences de forme appartiennent plutôt aux premières périodes de la maladie, les dernières étant presque toujours marquées par l'adynamie. Il y a aussi une forme *latente*, dans laquelle les symptômes offrent au début le plus doux caractère. Le malade, inca-

pable de fixer le jour où a commencé son mal, se
sent faible, languissant ; il a du frisson, perd l'appétit et souffre d'un léger mal de tête. Il est insou-
ciant, impropre à ses occupations usuelles, flâne et
reste couché une partie de la journée ; puis, se sen-
tant mieux, fait un effort sur lui-même, sort, mais
bientôt revient fatigué et se couche ou s'étend de
nouveau. Le soir il y a généralement augmentation
des symptômes dits fébriles; le pouls s'élève, la peau
est chaude, le malade est agité, inquiet; il est
mieux un jour, moins bien un autre ; on ne découvre aucune lésion ; il peut y avoir une petite toux
avec râle sonore, ou quelque tendance à la diarrhée,
avec quelque douleur et un peu de sensibilité à l'abdomen. Aucune affection ne se manifeste, mais les
symptômes continuent, sans diminuer ou sans varier
beaucoup, pendant des jours et des semaines. Ces
cas peuvent se terminer de deux manières : lentement, par la disparition graduelle de tous les symptômes et le retour à la santé au bout d'un mois ou
cinq semaines; ou soudainement, par une douleur
abdominale intense et un vomissement violent; puis
distension extrême, froideur des surfaces, abattement et mort par la perforation des intestins.

Diagnostic. — Il doit être rationnel et non absolu,
c'est-à-dire qu'il ne doit pas se baser sur quelques
signes physiques positifs. Ce n'est pas un symptôme,
ce ne sont pas deux ou trois symptômes qui caracté-

risent par eux-mêmes la maladie ; il n'est pas non
plus un symptôme ou groupe de symptômes qui ne
puisse manquer pendant toute sa durée. Les signes
caractéristiques les plus ordinaires et les plus marqués sont : l'attaque insidieuse de l'affection, au début le mal de tête, l'apathie, l'engourdissement et la
perversion des sens, le tintement d'oreilles, la toux
sèche et les râles des bronches, la tendance à la
diarrhée, l'epistaxis, les douleurs, la sensibilité abdominale et les gargouillements ; plus tard, l'apparition de l'éruption rosée, avec sudamina, la tympanite, les déjections liquides peu colorées, la stupeur,
le délire, et l'état adynamique général. Ces symptômes, présents dans la plupart des cas, laissent
peu de doute sur la nature de la maladie. Mais il
est important de reconnaître de bonne heure la
forme latente décrite plus haut, et de prendre contre elle des mesures de précaution. La maladie peut
être confondue, dans ses premières périodes, avec
la fièvre bilieuse rémittente, surtout si, comme le
croit le docteur George B. Wood, les deux maladies se mêlent par suite de l'action simultanée de
leurs causes. Ainsi que l'assure cette éminente autorité, des cas présentant tous les caractères essentiels de la fièvre typhoïde se terminent quelquefois
par des fièvres intermittentes ; et parfois des fièvres
bilieuses ou des affections que l'on ne peut distinguer d'elles montrent pendant leur développement

les symptômes de la fièvre typhoïde. Mais les fièvres rémittentes pures peuvent se reconnaître d'ordinaire à leurs rémissions plus marquées, aux vomissements bilieux, à la teinte jaune de la peau, à leur durée plus courte, à leur accès plus brusque, et à l'absence de l'adynamie ou prostration générale dominante ; on n'y voit jamais non plus l'éruption rosée. Il faut éviter, surtout dans les régions exposées aux miasmes, un diagnostic trop prompt ; et lorsqu'il y a doute, on doit en laisser les bénéfices à la maladie qui nous occupe maintenant.

Traitement. — On a soutenu et adopté, à des époques différentes, des modes de traitement divers, et même jusqu'à un certain point opposés. La balance penche en faveur d'un traitement rationnel, expectant, qui se modifie selon les symptômes, qui s'adapte autant que le permettent le sens commun et l'expérience, à l'état et à la condition variable du patient durant les différentes formes de la fièvre, et aux diverses périodes de l'affection. Il est peu de maladies dans lesquelles les bons effets d'une médication active soient moins marqués ; il n'en est aucune dans laquelle les bienfaits de la prudence, de l'attention, de la circonspection du médecin soient plus évidents.

Dès que la maladie se déclare, le malade doit cesser tout travail, ne prendre qu'une nourriture extrêmement simple et douce, et se mettre au lit, ou au moins rester dans le repos. Essayer d'arrêter la fièvre par des émétiques et des cathartiques violents, c'est agir contrairement à la raison et à l'expérience, et ces tentatives peuvent produire un mal incalculable; tous les efforts que l'on pourra faire pour « repousser » la maladie seront inutiles. Au début, si le malade a mangé avec excès, ou si l'estomac présente des signes d'irritation due aux aliments, on peut administrer un émétique de deux grammes d'ipécacuanha. Les intestins seront aussi évacués par un purgatif doux, suffisant pour les débarrasser de toute matière irritante; une dose modérée d'huile de ricin, seule ou en émulsion, produira cet effet sans aucun danger. Ensuite les intestins seront tenus libres pendant toute la durée de la maladie. Il y a souvent une diarrhée continuelle, et toujours une sensibilité inusitée à l'influence des cathartiques; les plus doux laxatifs suffiront donc, et à petites doses. Si les évacuations se font spontanément et avec facilité, il n'en faudra aucun; si l'irritation gastro-intestinale est forte, on devra donner des lavements mucilagineux. Mais il faut éviter scrupuleusement toute agitation inutile du canal intestinal, et avoir présent à l'esprit l'extrême sensibilité de cette région, et les lésions particulières qui, dans toutes les formes et à tous les degrés de la maladie, sont les éléments pathologiques essentiels de la fièvre en question.

Quelquefois dans les premières périodes, chez un malade pléthorique et robuste, lorsque le pouls est plein et fort, qu'il y a de fortes douleurs de tête, que la face est rouge, et qu'une congestion ou une inflammation du cerveau ou de tout autre organe vital est évidente, on pourra peut-être avoir recours avec succès à une saignée. Ce n'est là, pourtant, qu'une très-rare exception, et quelques sangsues aux tempes ou dans le voisinage immédiat de tout organe important menacé sont presque toujours préférables, s'il est nécessaire de tirer du sang. L'expérience est positivement contraire à ce que l'on en tire, quelles que soient les circonstances, après la première semaine. Si le cas n'offre qu'une gravité modérée ou même moyenne, on devra éviter tout traitement perturbateur. L'attention, la vigilance et les soins composent toute la thérapeutique dans ce cas; la maladie tend d'elle-même à guérir, et rien ne prouve que les complications dangereuses qui peuvent se présenter puissent être prévenues par une intervention active. Dans les cas plus graves, les symptômes doivent être traités à mesure qu'ils se présentent, eu égard à la vigueur et à la force du malade. Pour modérer la chaleur excessive de la peau, les lotions à l'éponge, chaudes, tièdes ou froides sont indiquées; quand la faiblesse est grande, on peut donner un spiritueux étendu d'eau. Les symptômes nerveux, l'agitation, l'insomnie, les soubresauts, seront calmés

par l'eau camphrée ou la liqueur d'Hoffmann, et par
les opiacés en petites quantités le soir, lorsqu'il n'y a
pas de contre-indication ; les lavements laudanisés
sont d'un grand secours, lorsque le malade a besoin
de sommeil, et tendent plutôt à diminuer qu'à
augmenter la congestion cérébrale. Mais contre les
soubresauts excessifs, et lorsque la langue est brune,
l'eau-de-vie est le remède approprié. Les boissons
simples sont toujours bienfaisantes, et parmi elles
l'eau froide est le fébrifuge naturel. Une faible infu-
tion de graine de lin, prise à froid en petites quantités et souvent, est surtout convenable, et toujours
agréable au malade ; donnez-lui ces boissons en
abondance, aussi souvent qu'il le désirera. Si la tympanite est excessive et douloureuse, un lavement mucilagineux contenant deux grammes de térébenthine
procurera souvent un soulagement notable. Des vésicatoires aux chevilles et en dedans des mollets
ranimeront quelquefois le malade, lorsque les poumons seront congestionnés et qu'il paraîtra être à
l'article de la mort.

Dans la faiblesse des périodes avancées de la maladie, les toniques et les stimulants deviennent indispensables ; leur activité doit être proportionnée au degré de prostration, et il ne faut cependant les donner
qu'avec prudence. Il est souvent difficile de déterminer le moment précis où les stimulants sont
nécessaires. La prompte apparition et la persistance

d'un état adynamique peuvent les faire adopter dès le début et pendant tout le cours de la maladie ; en pareil cas, ils doivent être donnés hardiment, malgré les préceptes qui les condamnent dans certaines périodes. Le pouls est un guide sûr ; s'il est fréquent, petit et compressible, ou rare et compressible, on peut les donner avec assurance. Dans les cas douteux, le praticien en surveillera l'effet avec attention, et administrera les médicaments, s'il le faut, lui-même. La vie du malade peut dépendre de son exactitude à cet égard. Parmi les plus efficaces entre ces agents, se trouvent le vin pur, l'eau-de-vie, et le carbonate d'ammoniaque[1].

[1] Parmi les stimulants les plus convenables se trouve le *wincwhey* (vin au petit lait). On le prépare en ajoutant une partie de bon vin à deux parties de lait bouillant, et filtrant après coagulation. On peut en donner toutes les deux heures depuis une cuillerée à bouche jusqu'à un verre. L'*eau-de-vie* est souvent administrée avec avantage sous forme de *punch au lait*, fait avec une partie d'eau-de-vie et deux parties de lait, et donné toutes les heures ou toutes les deux heures à la dose d'une, deux ou trois cuillerées à bouche. Le *carbonate d'ammoniaque* sera administré à doses variant de douze à cinquante centigrammes toutes les heures ou toutes les deux heures, et se donne mieux en émulsion. On peut employer la formule suivante :

Carbonate d'ammoniaque, huit grammes ; gomme arabique pulvérisée, huit grammes ; sucre blanc, huit grammes ; eau de menthe ou de l'eau ordinaire, cent quatre-vingt-dix centigrammes,

à prendre toutes les heures ou toutes les deux heures, d'une cuillerée à café à une cuillerée à bouche, délayé dans un peu d'eau. — *Pratique de la médecine de Wood.*

Lorsque les stimulants ne sont que modérément nécessaires, un usage judicieux de la teinture de chlorure de fer est souvent avantageux.

Affections locales et complications. — Lorsqu'il y a délire et coma tenaces, la tête doit être rasée, et un vésicatoire appliqué au sommet. Dans les épistaxis abondantes et alarmantes, survenant à toute période de la maladie, il faut avoir recours au tamponnement des fosses nasales en avant et en arrière. L'hémorrhagie intestinale, symptôme grave, mais qui n'est point invariablement fatal, sera traitée par l'acétate de plomb en pilules, ou par d'autres astringents. Le docteur William Ashmead s'est très-bien trouvé, dans des *cas menaçants* d'hémorrhagie intestinale, de l'administration du quinquina à hautes doses. Le docteur Wood a employé avec un succès signalé le même remède dans des cas semblables. Il l'emploie « presque sans limites, » aussi « largement que l'estomac peut le tolérer. » Ainsi « on peut donner à la fois une cuillerée à café de la poudre, et la répéter aussi souvent qu'il semblera nécessaire, jusqu'à ce que l'hémorrhagie cesse. » L'obstruction du larynx provenant de l'œdème — complication particulière et dangereuse — se présente souvent dans cette fièvre et dans d'autres fièvres graves, et exige la prompte scarification de la glotte ou la trachéotomie. La péritonite résultant d'une perforation ne peut être traitée que par l'administration de fortes doses d'opium, l'abstinence de toute nourriture, le repos le plus absolu, et ne laisse que bien peu d'espoir. On préviendra les eschares, dans les cas prolongés, par de fréquents changements de position, et l'emploi judicieux d'oreillers de son. Dans les formes graves de la fièvre, il faudra examiner chaque jour l'état de la vessie.

Assez souvent on observe, dans les périodes avancées de cette maladie, un état particulier de la langue, qui a été considéré comme indiquant une aggravation des ulcérations de l'iléon, et qu'on a souvent heureusement traité par l'administration de térébenthine à petites doses : c'est lorsque après s'être partiellement détachée en écailles, la langue devient soudainement dure et sèche, et qu'il y a en même temps augmentation de la tympanite et aggravation de tous les autres symptômes abdominaux. Dans ces cas, le docteur Wood conseille l'administration de 5 à 10 ou 15 gouttes d'essence, en émulsion avec la gomme arabique et l'eau sucrée, avec addition d'un peu de laudanum parfois s'il se produit quelque trouble stomacal ou intestinal. Dans un délai de vingt-quatre à quarante-huit heures, la langue devient plus humide, la tympanite diminue, le pouls perd de sa fréquence, la peau devient moins rude et moins sèche, et le patient entre lentement, mais sûrement, en convalescence. Trente années d'expérience ont convaincu cet observateur attentif de l'efficacité de ce traitement en pareil cas.

Lorsque la maladie a évidemment une origine

miasmatique, ou qu'elle se complique de fièvre bilieuse rémittente, — ainsi que cela peut arriver dans
les endroits où règnent les fièvres paludéennes, —
et surtout si, dans ces circonstances, il survient une
forme intermittente, on devra employer sans hésitation le quinquina ou le sulfate de quinine, en proportion de la gravité des symptômes. Mais l'usage
général et sans distinction de la quinine, dans cette
maladie, ne saurait être trop hautement condamné.

La nourriture demande une attention constante
pendant toute la durée de la maladie. Dans les premières périodes, elle devra être légère, et consister
surtout en substances liquides. L'infusion de graine
de lin, l'eau panée, l'eau d'orge, les faibles solutions
de tapioca, de sagou ou d'arrow-root seront employées surtout ; on évitera les pâtes faites avec la
farine de maïs. On peut donner des boissons légèrement acidulées ou de l'eau pure, suivant le goût du
malade. — Dans les périodes avancées, lorsque les
symptômes de faiblesse se montrent, il faut un régime plus nourrissant, mais non stimulant. Les
farineux désignés plus haut, faits avec un mélange
d'une partie d'eau et trois parties de lait, pourront
alors être données ; on pourra y ajouter du vin.
Le lait pur ou le lait coupé d'eau peuvent quelquefois être donnés avec avantage. — Dans la dernière
période, ou période de prostration, le régime doit
être non-seulement nourrissant, mais stimulant, et

se composer de bouillons ou gelées de viande, de vin, de punch au lait, d'alcooliques, ou si on ne peut pas s'en procurer, on demandera l'essence de bœuf et de mouton[1].

Pendant la convalescence la vigilance la plus attentive et les soins les plus assidus sont nécessaires. L'intestin doit être tenu libre au moyen des plus doux laxatifs et de lavements émollients ; mais on devra éviter scrupuleusement toute purgation active, toute exposition prématurée, toute fatigue et toute irrégularité de régime.

III. TYPHUS

(Syn.) *Typhus grave, Fièvres des vaisseaux, des camps, des hôpitaux, etc.*

Aperçu de la maladie, comprenant ses principaux symptômes et sa marche. — C'est une affection soudaine et grave, commune à tous les âges, débutant par la lassitude, l'abattement, des sensations de

---

[1] *L'essence de bœuf et de mouton* peut être préparée de la manière suivante : le muscle, privé de graisse, est coupé finement et introduit sans eau dans une bouteille à col étroit, qui, après avoir été bien bouchée, est exposée pendant une heure ou plus à la température de l'eau bouillante dans un vase où elle est placée, de manière que le sommet de la bouteille dépasse la surface de l'eau. Le liquide qui s'est formé dans la bouteille est ensuite décanté, et constitue la préparation. C'est une solution concentrée des principes solubles de la viande, un stimulant puissant, qui, à la dose d'une cuillerée à café ou d'une cuillerée à bouche, répétée à intervalles d'une demi-heure, d'une heure ou de deux heures, aide beaucoup à soutenir l'organisme dans cette maladie et dans d'autres états de prostration.

froid, l'anorexie, le mal de tête, la douleur dans le
dos, les membres et les articulations. Ce début est
accompagné ou bientôt suivi de perte de forces, tor-
peur de l'intelligence et des sens spéciaux, perversion de la mémoire, stupeur, peau chaude et rude
avec une teinte sombre, face rouge, yeux voilés,
langue chargée et couverte d'enduit, pouls accéléré,
mais modérément plein, doux et compressible ; dans
la forme simple, sans complication, la poitrine et
l'abdomen n'offrent aucun signe bien anormal ; sensibilité générale de la face, odeur nauséabonde particulière du corps ; vers le cinquième jour, abondante éruption caractéristique, d'abord sur les bras,
le haut de la poitrine et des jambes, plus tard sur
l'abdomen et le dos, jamais sur la face. Cette éruption, précédée d'un aspect marbré, peu distinct, de
la surface, est d'abord rosâtre, isolée ou groupée,
simule assez souvent celle de la rougeole, puis devient
plus foncée, plus ou moins persistante, croît en
abondance et en intensité pendant plusieurs jours,
devient quelquefois livide et pétéchiale, s'efface vers
le dixième jour, et disparaît dans l'ordre de son apparition, du douzième au seizième jour. — Ces symptômes peuvent varier en intensité et en importance
relative, peuvent passer du mieux au pis, du pis au
mieux, ou rester stationnaires, ou bien diminuer
jusqu'à ce que vienne la convalescence ; ils peuvent
aussi s'aggraver de plus en plus, la langue devenir

sèche, enflée, fendue, noire, la saburre s'accumuler
sur les dents et les lèvres ; face fuligineuse, peau
brûlante, taches livides et pétéchiales, respiration
pressée, interrompue, imparfaite ; pouls faible, extrêmement rapide, prostration musculaire extrême ;
coma, insomnie, ou grande agitation nerveuse, simu-
lant parfois l'excitation du delirium tremens, quelquefois avec fraîcheur de la surface et sueur abondante, — le tout se terminant du douzième au
vingtième jour, quelquefois plus tôt, rarement plus
tard, par la mort.

Causes. — Nous ne savons que peu de chose des
causes réelles de cette maladie. Parmi les circonstances le plus souvent associées à son apparition se
trouvent : l'entassement dans des appartements som-
bres, humides, mal ventilés, de personnes exposées
aux fatigues, aux privations et à la misère. La relation
intime du typhus avec les appartements petits et en-
combrés, où on laisse accumuler les excrétions et la saleté, a été universellement admise ; de là résulte que
la maladie s'est souvent montrée dans les camps, les
vaisseaux, les hôpitaux et les garnisons. « C'est la peste
qui suit les traces des armées battues et en retraite,
et qui établit sa demeure dans les tentes, qui se
cache dans les murs insalubres des vieilles prisons. »
Son histoire montre qu'elle dépend souvent de cette
influence ou de cette combinaison d'influences in-
connues, auxquelles ou a appliqué le terme d'épi-

démie. Et lorsqu'elle a été produite, quelle qu'en soit la cause, elle a été presque universellement regardée par ceux qui ont été le mieux en état de l'observer, comme capable d'être transmise par contagion.

Cependant cette maladie ne doit pas être considérée comme contagieuse dans le même sens que la petite vérole, c'est-à-dire invariablement et forcément. La sphère d'action est assurément plus limitée, la communication du poison dépend davantage des circonstances, et les influences morbifiques sont plus soumises aux lois et aux règles sanitaires que dans les maladies dites contagieuses. On peut dire, en termes généraux, que la contagion, pour être effective, demande l'accumulation d'un grand nombre d'individus dans des endroits mal aérés, ou l'ensemble d'autres conditions hygiéniques défavorables : manque d'écoulement des eaux, saleté, exhalaisons fétides, etc. ; ou bien il faut que la personne atteinte par contagion ait été précédemment sous l'influence de causes prédisposantes : privations, excès, chagrins, crainte, découragement, épuisement physique et moral, ou faiblesse résultant d'une cause quelconque, jusqu'à ce que l'organisme ait été amené à un point inférieur à la résistance. Il suit de là que l'on arrivera à préserver ceux qui sont exposés au fléau, et à garantir ceux qui sont déjà atteints contre une aggravation des symptômes, en observant strictement les lois bien connues de l'hygiène, au nombre desquelles se trouvent en première ligne un cœur vaillant, et une quantité suffisante de lumière et d'air. Cela explique pourquoi, dans les hangars ouverts à tous les vents, auxquels il a fallu avoir recours lorsque la maladie a sévi d'une manière soudaine et très-étendue, les malades et ceux qui les soignaient se sont très-bien trouvés.

Variétés et formes. — Les unes et les autres ne sont constituées que par le plus ou moins de gravité, et sont plus ou moins constamment liées aux différentes saisons de l'année. Quelques épidémies peuvent être considérées comme peu dangereuses, d'autres comme graves ; et l'on peut, à une même époque, rencontrer tous les degrés qui séparent ces deux extrêmes. Pendant l'hiver et le printemps, les fièvres pourront se compliquer d'affections pulmonaires ; pendant l'été et l'automne, d'irritation gastro-intestinale ; de plus, à des époques incertaines, il peut survenir de graves affections consécutives.

Diagnostic. — Parmi les principaux symptômes caractéristiques se trouvent les suivants : l'attaque brusque, la prompte et grande prostration, l'éruption, la teinte sombre, la sensibilité et l'odeur particulière de la surface du corps, les engorgements passifs, la tendance à l'agitation musculaire et nerveuse, et l'absence de troubles locaux importants. Ainsi, la maladie débute soudainement, n'est précé-

dée que d'un jour ou deux d'un léger malaise, et
accompagnée uniformément au début d'anorexie, de
froid, de nausées, de chaleur à la peau, de douleurs, d'abattement et de maux de tête. L'abattement est presque constamment un des premiers
symptômes ; les forces s'épuisent bientôt, la mémoire et l'intelligence deviennent confuses, et le découragement s'empare du malade. Cela dure ainsi
jusqu'au plus fort de la maladie, où l'anéantissement des forces est excessif. C'est un état particulier de sécheresse âpre et brûlante. Vers le cinquième
ou sixième jour apparaît l'éruption caractéristique.
La teinte sombre de la face, et fuligineuse du corps
l'accompagne d'ordinaire ; on l'observe de bonne
heure, et elle devient plus foncée à mesure que la
maladie fait des progrès. A cela se joint, à peu près
en raison de l'intensité du mal, cette émanation de la
surface du corps, que l'on a décrite comme une
odeur analogue à celle des souris, fade, ammonia-
cale, etc., et qui donne à l'odorat une indication de
la nature spécifique de la maladie. L'agitation musculaire se montre de bonne heure, par un tremble-
ment des mains et de la langue, et peut aller jusqu'aux spasmes et aux convulsions. Le délire, à un
degré plus ou moins fort, est un symptôme presque
constant. Il est accompagné assez souvent de l'insomnie et de l'agitation du delirium tremens, auquel il
ressemble beaucoup. Plus fréquemment, il y a

somnolence, pendant laquelle le malade murmure
et parle ; cet état se change généralement en stupeur ou coma ; le malade reste couché sur le dos et
n'a conscience de rien absolument. La respiration
est particulièrement modifiée ; elle devient agitée et
pénible ; parfois suspendus, les mouvements respiratoires s'élèvent quelquefois à 40, 50 et même 60
par minute. Et cependant il y a absence remarquable
de toute affection organique importante. Les signes
diagnostiques de l'inflammation cérébrale font défaut. L'auscultation et la percussion ne font rien
découvrir d'anormal dans la poitrine. L'abdomen a
l'aspect normal et ne présente ni tympanite ni sensibilité considérable. Il n'y a pas de diarrhée. Les
intestins peuvent être un peu relâchés, mais les
selles sont régulières et faciles. Plus souvent il y a
tendance à la constipation. Ni le foie, ni les reins, ni
l'estomac, ni les intestins, ne donnent aucun signe
d'un trouble organique spécial quelconque.

Traitement. — En général, l'air pur, la propreté
et les bons soins, sont ce qu'il y a de plus important. Une nourriture et des boissons douces, prises
fréquemment et en petites quantités, sont, dans la
plupart des cas, nécessaires pendant toute la durée
de la maladie. A ces mesures hygiéniques doit se
joindre l'usage des évacuants doux, des diaphorétiques, des calmants ou des stimulants, suivant le
cas, ainsi que l'emploi des moyens ordinaires pour

calmer l'action fébrile ; — voilà ce qui constitue l'ensemble du traitement. Quant aux détails, ils doivent varier suivant les circonstances qui se présenteront pendant le cours de la maladie, de sorte que, tandis que les soins généraux peuvent être confiés à une garde malade intelligente et fidèle, il appartient au médecin de prévenir toute atteinte aux fonctions vitales, et de combattre les symptômes plus graves à mesure qu'ils surviennent. On prendra de bonne heure des mesures pour empêcher le mal de se répandre par contagion. Nous avons déjà signalé les conditions dans lesquelles celle-ci peut avoir lieu. Heureusement les conditions nécessaires pour s'y opposer sont celles que l'expérience a montrées comme étant les meilleures pour le malade[1].

[1] Les règles suivantes, dont l'observation est ordonnée par la Direction du *London Fever hospital*, pourrait être adoptée dans les mêmes circonstances par les hôpitaux militaires.

I. — Il est de la plus grande importance pour le malade et pour les personnes de service que l'air frais puisse entrer constamment dans la salle, et surtout vers le lit du malade, — en ayant soin d'empêcher que le vent ne souffle directement sur lui.

II. — La *propreté* est indispensable. Le linge du malade sera changé souvent, et les draps sales, etc. seront immédiatement mis dans l'eau froide, et bien lavés ensuite. Le plancher de la salle sera tous les jours lavé avec un balai, et toutes les déjections du patient enlevées immédiatement, et les vases lavés.

III. — Les gardes-malades devront tâcher d'éviter l'haleine du malade et la vapeur de ses excrétions.

IV. — Les visiteurs ne devront pas se tenir près des malades, ni rester avec eux plus longtemps qu'il n'est absolument nécessaire ; ils

Si les rigueurs de la saison rendent nécessaire l'abri des salles et des cours, il sera indispensable d'entretenir de grands feux et d'ouvrir les fenêtres; et alors, ainsi que nous l'avons déjà dit, une ventilation convenable, une rigoureuse propreté, et le soin de ne réunir qu'un petit nombre de malades, diminueront considérablement les chances de la contagion.

Dans la période de formation, c'est-à-dire dès le premier jour où se manifesteront soudainement les symptômes du typhus (pas plus tard), s'il n'y a aucun trouble gastrique, on peut donner un fort émétique d'ipécacuanha, de sulfate de zinc, ou de moutarde, dans l'espoir d'arrêter les progrès du mal. Plus tard, ou après que la réaction s'est produite, le typhus doit suivre son cours. Vu le caractère adynamique essentiel de l'affection, il faut alors soutenir les forces vitales, — protéger les organes importants, — modifier les symptômes existants, et chercher à soulager le malade. La nourriture exige toujours beaucoup d'attention. Les aliments doux, l'arrow-root, le sagou, le riz, le maïs et parfois les gelées légères, s'il est possible d'en avoir, seront donnés dans la

n'avaleront pas leur salive, mais se nettoieront la bouche et les narines lorsqu'ils quitteront la salle.

V. — On n'emploiera ni le vinaigre, ni le camphre, ni d'autres préservatifs supposés, qui, sans la *propreté* et l'accès de l'*air frais*, non-seulement sont inutiles, mais par leur odeur forte empêchent de savoir si la salle est remplie de mauvais air ou de vapeurs nuisibles.

période aiguë. Lorsqu'il y a prostration marquée, les essences animales et les bouillons seront donnés en petites quantités, à fréquents intervalles, en surveillant leur effet. Les breuvages adoucissants, tels que l'infusion de graine de lin, l'eau et le lait, et autres semblables, constitueront les principales boissons. Au commencement de la maladie il faut administrer un purgatif; l'huile de ricin en émulsion est le meilleur. Elle devra être répétée, ou remplacée par des lavements émollients, selon les cas, pendant la durée de l'affection. La saignée ne saurait avoir de bons effets chez les malades du typhus. Il vaut mieux s'en abstenir complétement. Si la réaction est excessive, et l'excitation vasculaire intense, ou si les organes importants sont particulièrement intéressés, de telle sorte que dans des cas ordinaires ils demanderaient la saignée, d'autres moyens seront encore préférables ici, attendu que la maladie peut à chaque instant passer tout à coup d'un état d'exaltation apparente à l'anéantissement de toutes les forces vitales. Pour les affections locales, les ventouses sèches pourront être employées au lieu de la saignée locale; et si l'action vasculaire se manifeste violemment, avec ardeur de la peau, sécheresse de la langue, pouls plein et accéléré, on peut avoir recours à l'administration d'une faible solution de tartre stibié et aux lotions tièdes sur toute la surface du corps; ou bien les réfrigérants les plus doux et une mixture

neutre pourront quelquefois donner dé bons effets,
à moins qu'il n'y ait quelque trouble du côté des
bronches et des poumons. La céphalalgie intense est
très-souvent soulagée par l'application sur le front
de compresses chaudes de vinaigre et d'eau. Les
nausées et le malaise stomacal sont adoucis par un
sinapisme à l'épigastre. Le sommeil peut être pro-
curé, dans la plupart des cas, par de faibles doses
de sulfate de morphine ; sept ou même quatre milligrammes donnés en solution, une ou deux fois à intervalles d'une heure, produiront souvent l'effet désiré. Les troubles nerveux généraux, la grande sensibilité, l'insomnie et les soubresauts, seront très-
bien soulagés par le camphre, à doses de vingt à
trente centigrammes, soit en émulsion, ou sous la
forme de la mixture camphrée ordinaire. Contre les
signes d'adynamie ou d'épuisement général, on devra
recourir aux stimulants et aux toniques, et une fois
commencés on devra les continuer souvent pendant
toute la durée de la maladie, quelquefois même en
présence de conditions qui demanderaient ordinairement une conduite opposée. Ainsi, il arrive souvent,
qu'en même temps que l'on traite quelque trouble
grave par des moyens déplétifs, on doive adopter des
mesures stimulantes vigoureuses pour maintenir l'organisme entier à un degré de force suffisant. Parmi
les stimulants, les vins forts, tels que le Sherry ou
vin de Xérès, le Madère, le Porto, sont les meilleurs

Des combinaisons de stimulants et de toniques sont souvent avantageuses. Un mélange de Sherry et de solution de sulfate de quinine à parties égales (dont on pourra prendre toutes les deux heures de seize à trente-deux grammes) est excellent.

Lorsque l'organisme est habitué aux liqueurs fortes, l'eau-de-vie est préférable. En même temps, on pourra administrer avec les meilleurs résultats le bouillon de bœuf et les bouillons nourrissants. Dans les périodes avancées, lorsqu'il y a délire, coma, évacuations involontaires, extrémités froides, pouls agité, et rapide diminution des forces vitales, on peut ajouter au traitement ci-dessus des injections stimulantes, des pédiluves chauds, les frictions sur l'épine dorsale, la chaleur sèche, les vésicatoires volants, les sinapismes sur les cuisses, les jambes et les bras. Les forces chancelantes peuvent être ainsi soutenues quelquefois dans des cas désespérés.

Les *complications locales* et les affections incidentes survenant dans la période aiguë, doivent être traitées localement mais judicieusement, en ayant présente à l'esprit la tendance adynamique de la maladie primaire.

Pendant la convalescence, on ne saurait trop prendre de soin contre une exposition prématurée, ou une irrégularité dans le régime. L'appétit doit être modéré. Les boissons émollientes, solutions de gomme arabique et infusions de graine de lin, jointes à une alimentation douce, mais nourrissante, paraissent bien adaptées à cette période. L'*ale* et le *porter* seront d'un usage avantageux dans beaucoup de cas. On pourra ainsi, par des soins attentifs, éviter *la diarrhée secondaire* opiniâtre qui appartient à la période de guérison, en même temps que les forces du malade se soutiendront et augmenteront.

NOTE. — M. Hammond a dit avec raison que la meilleure preuve de l'excellente condition hygiénique de l'armée fédérale durant la guerre civile, c'était l'absence presque complète du typhus. Il est douteux, en effet, qu'un seul cas bien marqué s'y soit présenté. Nous renvoyons le lecteur, pour quelques excellentes remarques sur les fièvres observées pendant la rébellion, ainsi que pour beaucoup d'autres sujets utiles et intéressants à l'ouvrage de M. Woodward : *Outlines of the Chief Camp District of the United States Armies*, ouvrage qui devrait être entre les mains de tout chirurgien militaire.

LA FIÈVRE JAUNE

PAR

JOHN T. METCALF

LA FIÈVRE JAUNE

Il est probable que la plupart des médecins de notre armée auront à traiter cette maladie pendant l'occupation des territoires du Sud par les forces de l'Union.

Aussi la commission sanitaire a-t-elle jugé opportun de publier le présent essai, afin que les officiers du service médical pussent aisément consulter des autorités compétentes sur la nature de cette maladie et le traitement qu'elle exige.

Dans la littérature médicale, la dénomination de fièvre jaune est trop généralement employée pour qu'il soit utile d'en énumérer les synonymies.

LOCALITÉS.

En Amérique, cette maladie apparaît habituellement dans les Antilles, dans les villes du littoral

atlantique, et des golfes situés au sud de Charlestown,
en comprenant toutefois cette ville dans le nombre
de celles qui sont atteintes. Parfois néanmoins, la
fièvre jaune s'est montrée plus au nord, à Philadelphie, à New-York et à Boston. Les établissements et
les villes du Mississipi n'ont pas été exempts non
plus de ce fléau. La Nouvelle-Orléans en a souffert
maintes fois cruellement ; tandis que Memphis, dans
le Tenessee, a été, jusqu'à présent la limite du fléau
dans le Nord de la vallée mississipienne. Dans ces
derniers temps, il a fait son apparition dans les villes
de l'intérieur et dans les établissements situés à peu
de distance des bords de la rivière. Il est probable
qu'une quinzaine de milles constitue la distance la
plus grande qui sépare une eau navigable de l'endroit
où règne une épidémie de ce genre. Woodville est
la localité la plus éloignée du Mississipi où la fièvre
jaune ait sévi.

Elle apparaît fréquemment à bord des navires qui
ont séjourné peu de temps auparavant dans des ports
où elle régnait. Elle sévit même avec violence à bord
de ces bâtiments. Il y a eu des cas, très-rares il est
vrai, où elle a éclaté à bord « sans l'opération d'a-
gents extérieurs ou l'introduction de germes du
dehors. » (*La Roche*). En 1799, la frégate *Général-
Green* fit voile de New-Port pour la Havane. Avant
d'atteindre ce port, la fièvre jaune éclata à bord,
quoique la fièvre ne régnât pas en ce moment à la

Havane. Quand elle éclate ainsi spontanément, elle commence le plus souvent dans le voisinage des pompes et des écoutilles, là où la coque du navire est le plus exposée, et où par conséquent il fait le plus chaud et le plus humide. Lawrence fait mention d'une épidémie qui eut lieu à Newcastle, à la Jamaïque, endroit situé à 4,000 pieds au-dessus du niveau de la mer.

Partout où la fièvre jaune apparaît, on observe dans l'épidémie une tendance à ne s'étendre que sur un espace restreint, ou plutôt à se limiter d'une manière bien tranchée. C'est ainsi qu'à bord d'un navire elle régnera pendant un certain temps dans l'entre-pont seulement, ou d'un seul côté du navire, et qu'au sein d'une ville, elle se maintiendra pendant quelque temps dans un îlot, ou d'un seul côté d'une rue avant de se répandre dans l'îlot voisin.

LA SAISON DE L'ÉPIDÉMIE.

Aux États-Unis, on n'observe guère la maladie avant le mois de juillet ou le mois d'août. On croit généralement que l'épidémie dure jusqu'à la première gelée. Durant vingt et une années consécutives, la limite extrême entre l'apparition et la disparition de la fièvre jaune a été, à la Nouvelle-Orléans, le 25 mai et le dernier jour du mois de décembre.

CHALEUR ET HUMIDITÉ.

Il paraîtrait qu'une certaine élévation de la température favorise le développement de la maladie, et l'on entend souvent émettre l'opinion qu'un temps chaud et humide en accroît la violence. De nombreuses observations prouvent néanmoins qu'on ne doit pas trop compter sur l'absence de grande chaleur et d'humidité comme une garantie d'être préservé du fléau. Le témoignage des médecins de la Nouvelle-Orléans concorde avec celui du docteur Blair de Demerara qui déclare « qu'une quantité plus ou moins grande de pluie, ou une température plus ou moins élevée ont peu d'influence sur la production de la fièvre jaune.

AGE ET SEXE.

Ni l'âge, ni le sexe ne sont des causes d'immunité; ils n'exercent pas non plus une action assez marquée pour être prise en considération par le chirurgien militaire. La fièvre jaune peut survenir et avoir une issue fatale à toutes les époques de la vie. Le fait incontestable que le nombre des victimes est plus considérable parmi les hommes que parmi les femmes, s'explique de lui-même.

RACES.

Les nègres peuvent être attaqués de la fièvre jaune, et ils peuvent en mourir. Toutefois, il est très-re-

marquable d'observer qu'ils sont infiniment moins
sujets à en être atteints que les autres races. Aux
États-Unis, cette immunité est, chez le mulâtre,
d'autant plus grande qu'il a plus de sang africain
dans les veines. Plus il se rapproche de la race cau-
casienne et plus il est exposé à tomber malade et à
succomber. Un Africain, pur sang, prendra rarement la fièvre, même lorsqu'il arrive directement
de son pays natal dans la contrée où règne l'épidémie.

On a dit, et l'on croit généralement, que les personnes robustes, fortes ou pléthoriques sont plus
exposées à la maladie que celles d'un tempérament
faible. En admettant qu'il en soit ainsi, on pourrait
trouver une explication plus philosophique de ce fait
dans le défaut d'acclimatation que dans le tempérament.

CONDITION ET OCCUPATION.

Ce sont surtout les soldats et les matelots qui ont
à souffrir de la fièvre jaune. Elle est aussi très-fatale
aux prostituées. On en a observé un grand nombre
de cas parmi les femmes espagnoles affectées de maladies vénériennes ou chroniques. Toute occupation
qui a pour résultat d'amoindrir les forces vitales,
toute condition contraire à la *morale*, sont des causes puissantes de la maladie. Les excès dans les relations entre les deux sexes doivent être surtout regardés comme tels.

ACCLIMATATION.

Il est reconnu qu'un long séjour dans les pays où la fièvre jaune est endémique, exerce une influence prophylactique. « Dans les années où la maladie sévit le moins, les cas dits *sporadiques* sont bornés aux étrangers; aux époques où la maladie, plus intense, ne règne cependant pas d'une manière assez générale pour prendre le nom d'épidémie, les *cas graves* ne se présentent que chez les personnes qui ne sont pas acclimatées. Dans les épidémies, les naturels et les anciens résidents sont souvent légèrement atteints par le fléau; mais il attaque la grande majorité des étrangers, qui ont à supporter toute sa violence et sa malignité » (*Bartlett*).

On peut dire qu'une personne est complétement acclimatée *lorsqu'elle a déjà eu la fièvre jaune*. On trouve, il est vrai, des exemples de deux attaques bien marquées chez le même individu, mais l'expérience montre que ces exceptions à la règle générale sont extrêmement rares. Il est très-probable qu'une première atteinte préserve d'une seconde aussi complétement que dans la petite vérole, et cela indépendamment de l'élément *gravité*.

Les remarques qui précèdent ne s'appliquent qu'aux localités où la fièvre jaune est plus ou moins endémique. Dans l'épidémie de Woodville, en 1844, *presque tout le monde* fut atteint de la maladie;

quelques personnes qui avaient eu déjà la fièvre jaune furent seules exceptées.

Il est douteux que l'influence prophylactique de l'acclimatation s'affaiblisse par le changement de résidence et par le séjour dans un pays exempt de la fièvre jaune. La garantie contre toute atteinte ultérieure n'en serait probablement pas diminuée.

Nos connaissances en matière d'*influences épidémiques* sont beaucoup trop vagues pour que nous nous arrêtions sur ce sujet. Nous ne connaissons pas encore assez la nature et l'histoire de la fièvre jaune, pour pouvoir dire à l'avance si elle exercera ou non ses ravages dans une année donnée. Il serait également inutile d'entrer dans la discussion des nombreuses théories par lesquelles on a voulu expliquer sa cause essentielle. Espérons qu'un jour viendra où notre ignorance à cet égard sera dissipée.

Il est facile de distinguer la maladie qui nous occupe des fièvres paludéennes. Le tableau suivant donne les principales différences qui la séparent d'elles.

FIÈVRES PALUDÉENNES.	FIÈVRE JAUNE.
1. Existent dans les climats très-chauds et très-froids.	1. Ne se montre ni par une chaleur ni par un froid intenses.
2. Affectent de préférence les campagnes ; rares dans les villes.	2. Est éminemment propre aux grandes villes et aux nombreuses réunions d'êtres humains.
3. Une atteinte est suivie d'une autre.	3. Une atteinte préserve d'une autre.
4. Se guérissent par le quinquina ou ses préparations.	4. Ne se guérit ni par le quinquina ni par ses préparations.

Enfin, la fièvre jaune est inconnue dans la plupart des endroits où règnent les affections miasmatiques.

CARACTÈRE CONTAGIEUX.

La question de contagion a été fort agitée et très-savamment discutée. Dans l'état actuel de nos connaissances nous pouvons dire :

1° Que le contact entre des personnes malades de la fièvre jaune et d'autres en bonne santé ne présente aucun danger, lorsque ces dernières sont dans des localités où la maladie n'existe pas sous forme épidémique.

2° Il est extrêmement probable que certains articles de commerce, certains objets d'habillement, de literie, portent avec eux un principe qui, dans des circonstances particulières, tend à développer la fièvre.

3° Les navires infectés sont surtout à craindre.

4° Renoncer aux restrictions de la quarantaine, c'est mettre à prix la vie humaine, et la sacrifier au commerce.

SYMPTOMES.

La fièvre jaune peut débuter brusquement, et c'est là le cas général. Elle peut aussi présenter les prodromes ordinaires des affections fébriles. Généralement un frisson est l'avant-coureur de

douleurs violentes dans le globe de l'œil, le front
ou le cou, le dos et les membres, — symptômes
qui se présentent presque toujours, au moins
en partie. On voit souvent les premières manifestations de la fièvre se montrer chez des personnes
endormies, qui se sont couchées bien portantes en
apparence. Dans les affections miasmatiques, l'immense majorité des cas commence pendant le jour,
ce qui fournit un autre signe propre à les distinguer
de la « fièvre particulière à un seul paroxysme »
qui nous occupe.

Lorsque des symptômes précurseurs existent, ils
consistent généralement en une céphalalgie intense ;
— ou bien le malade se plaint de langueur, d'anorexie, ou de sensation de froid. Cet état peut pré-
céder de deux ou trois jours le frisson, qui est presque inévitable.

Vient ensuite la *période fébrile*, dans laquelle il
n'y a, généralement, ni chaleur extrême, ni grande
fréquence du pouls ; dans beaucoup de cas, les phénomènes ordinaires de la pyrexie sont trop peu
accentués pour indiquer la gravité réelle du mal.
Alors même qu'il y a chaleur excessive de la peau,
elle dure rarement plus de vingt-quatre ou de quarante-huit heures ; lorsque la fièvre cesse, à cette
chaleur succède une diminution de la température
du corps, qui descend au dessous du degré normal.
La peau, rarement très-sèche, peut être humide ou

couverte d'une transpiration abondante. Plusieurs
observateurs disent que souvent elle paraît être dans
un état *atonique*. Il y a *congestion* des vaisseaux
capillaire; la distribution du sang est irrégulière à
la surface du corps, et les parties qui restent quelque temps à découvert offrent une grande tendance
à un abaissement de température. Ce dernier point
est d'une importance extrême dans le traitement.

A la période fébrile succède la période de *calme*
ou d'*apyrexie*, dans laquelle la plupart des symptômes graves paraissent s'évanouir. Ce peut être là
le commencement de la convalescence; mais ce n'est
trop souvent que le prélude de la troisième période, dans laquelle arrivent le *collapsus* et la
mort. Quelquefois la seconde période est suivie
d'une réaction fébrile, qui peut se terminer par la
guérison ou par la mort.

Dans la fièvre jaune, le *pouls* est accéléré; mais,
d'après l'expérience générale, il l'est moins que
dans presque toutes les autres maladies sérieuses de
nature fébrile ou inflammatoire. Sa force varie
dans les diverses épidémies : quelquefois il est plein,
dur et bondissant; dans d'autres, il est petit, mou,
compressible. Pendant la deuxième période, il est
d'une faiblesse caractéristique; il semble souvent
que l'artère est remplie de gaz au lieu de sang, tellement elle résiste peu à la pression du doigt; une
lenteur extrême se joint fréquemment à ce signe.

Dans un cas traité par un membre de la Commission le pouls ne donna pendant plusieurs jours, que quarante pulsations par minute, après s'être élevé antérieurement jusqu'à cent vingt. Le malade se plaint souvent d'une grande sensibilité musculaire.

L'*état de la langue* varie dans les diverses épidémies : elle est ordinairement couverte d'une couche épithéliale blanchâtre ou blanc-jaunâtre jusqu'aux dernières périodes ; elle peut alors devenir rouge et unie, les papilles ayant pour ainsi dire disparu. Quelquefois la couche épithéliale laisse au bord et à la pointe une étroite ligne rouge, la langue conservant sa forme naturelle. Dans d'autres cas, la langue s'élargit, devient molle, d'un blanc de lait, et conserve l'empreinte des dents. On observe rarement un dépôt autour des dents. Dans les dernières periodes, la langue peut offrir la sécheresse et la couleur brune du typhus.

La maladie est généralement caractérisée par l'*anorexie* jusqu'au début de la convalescence. Rush cite comme un fait remarquable le goût pour le tabac chez quelques malades traités par lui, et dont l'un ne cessa pas de mâcher le tabac pendant toute la durée de la fièvre. — On peut dire qu'il n'y a pas en général un grand désir de boire. Néanmoins, dans quelques épidémies (celle de Portsmouth, par exemple), la *soif* était si pressante, que l'on ne pou-

16

vait donner aux malades autant de boissons froides qu'ils en désiraient.

Les nausées et les vomissements ne sauraient manquer d'appeler notre attention dans un cas bien marqué de fièvre jaune. Cette manifestation d'un trouble gastrique est généralement l'un des premiers symptômes. D'abord les matières vomies se composent seulement de ce que contenait l'estomac; viennent ensuite du mucus, de la bile, et quelquefois une raie ou une petite tache de sang. Suivant le docteur Blair, les éjections ont jusqu'alors une réaction *alcaline*. Les vomissements peuvent durer du commencement à la fin de la maladie ; mais, en général, lorsque l'estomac s'est complétement vidé, il reste quelque temps en repos du deuxième au cinquième jour. Puis, avec où sans cause apparente, il manifeste de l'irritabilité, et rejette un liquide *acide*, clair, pâle ou opalin. C'est là ce qu'on appelle le *vomissement blanc*. D'après le docteur Blair, ce phénomène coïnciderait avec le changement d'état de la langue, qui devient, ainsi que nous l'avons dit plus haut, rouge et unie. Il peut arriver, par exception, que de la bile soit rejetée à cette période; c'est alors un signe favorable.

Lorsque les vomissements blancs ne cessent pas promptement, ils présentent de petits points semblables à des grains de tabac, qui forment un sédiment noirâtre. C'est là le commencement des *vomissements noirs*. Ce phénomène bien connu a été attentivement étudié dans ces dernières années. Le liquide rejeté n'est pas toujours noir ; on a dit qu'il est « sombre, couleur de chocolat, de marc de café, gris foncé. » Quelquefois il est brun. Ces diverses nuances sont dues à celles de l'hématoïdine, dans chaque cas particulier. On n'y trouve pas d'ordinaire de globules de sang ayant un aspect normal ; une partie du sédiment est constituée par des parois de cellules racornies et d'une couleur brune ; le reste se compose de cellules épithéliales incolores et granulées. On doit considérer comme des productions accidentelles tous les éléments infusoires et cryptogamiques qui se trouvent dans les matières. Lorsqu'on les laisse déposer pendant plusieurs heures, il se forme un dépôt au-dessus duquel surnage un liquide clair ou opalin. Blair et Daily y ont toujours trouvé, à l'analyse, du muriate d'ammoniaque.

L'abondance du vomissement noir varie beaucoup ; quelquefois même on ne l'observe pas pendant la maladie, mais à l'autopsie on trouve l'estomac rempli du liquide noirâtre. Ce n'est en général que dans le dernier jour de la vie que ce phénomène se présente ; mais il peut se montrer aussi quarante-huit heures avant la mort. Les vomissements ont ordinairement lieu sans peine ; souvent ils semblent se faire comme par un mouvement de déglutition ou par un jeu de pompe.

Lorsqu'il y a un état anormal des intestins, la *constipation* est la règle générale ; la diarrhée n'a été observée qu'exceptionnellement. Le docteur Blair a étudié très-attentivement les déjections alvines. « Ordinairement, dit-il, les selles qu'on examine sont produites par le calomel et l'huile de ricin. Elles sont bilieuses, et ne méritent pas une description particulières. Parfois, dans les premières périodes, il se montre une plus ou moins grande quantité de matière foncée, — premier résultat de la maladie et signe diagnostique important. Cette matière est noire, comme celle qui provient de l'administration des ferrugineux ; ou bien elle est d'un brun noirâtre, ou bien encore grise et pultacée. » Lorsque ces selles noirâtres ont cessé, les déjections deviennent d'un gris sale, liquides, non bilieuses, et donnent par le repos un dépôt dans lequel le microscope révèle la présence de cristaux d'acide urique et du phosphate tribasique, propres à l'urine. A l'approche de la mort, les déjections deviennent rares et muqueuses, vertes, olivâtres, brunes, couleur de rouille, noires, ou *rayées ;* ces dernières sont appelées *selles du vomissement noir.* Elles rougissent le papier de tournesol, tandis que toutes les autres ont une réaction alcaline. On n'y trouve point de globules du sang non altérés.

L'abdomen ne présente rien d'anormal à la vue ni au toucher, si ce n'est la coloration bien connue de la peau. Ce symptôme, qui a fait donner à la fièvre jaune le nom de *typhus ictérode*, ne se présente pas toujours, même dans les cas qui se terminent fatalement. Il se montre en général dans la dernière moitié de la maladie, mais il peut aussi faire partie des premiers phénomènes. On peut l'observer d'abord dans la conjonctive et au menton ; de là il s'étend à la poitrine, où la nuance est souvent plus foncée que partout ailleurs, puis à tout le corps. La teinte varie du jaune paille à l'ocre foncée. C'est une véritable jaunisse, et cette coloration est intimement liée à un état particulier du foie, dont nous parlerons plus loin.

La *douleur épigastrique*, l'*oppression* et la *sensibilité* sont des symptômes extrêmement fréquents. Lors même que le malade ne se plaint pas, — surtout dans la période de prostration, — la moindre pression à l'épigastre cause du malaise, de la douleur ou des vomissements. On a souvent observé une flatuosité extrême, qui constitue un symptôme très-fâcheux. Dans les cas d'épidémie, et vers les dernières périodes, il se produit un phénomène important, — l'*hémorrhagie*. Elle peut avoir lieu par toute blessure ou piqûre de la peau, — par toutes les muqueuses, à la surface d'un vésicatoire récent, par la piqûre d'une sangsue ou d'un moustique, ou par l'endroit où l'on a appliqué une ventouse. Chez la femme, les menstrues manquent rarement de se montrer, que ce soit ou non l'époque. L'hémorrhagie a le plus souvent pour siége la langue et les dents, surtout quand on a eu le tort de provoquer la salivation.

Lawson fait remarquer, au sujet des écoulements sanguins, que l'apparition de globules normaux dans le liquide est souvent un événement heureux, à cause du soulagement qui en résulte dans les parties congestionnées. Lorsque le liquide offre l'aspect d'une solution d'hématine et qu'il n'y a pas de globules, l'épanchement paraît être une sécrétion plutôt qu'une hémorrhagie véritable; il est souvent abondant, toujours indomptable et d'un mauvais augure. Le sang rendu par l'anus, libre de matières fécales, peut à l'œil nu paraître conserver la viscosité et la couleur normales ; mais, sous le microscope, on trouve toujours *tous les globules rompus*.

Depuis que le chirurgien Collins, de l'armée anglaise, a appelé l'attention sur l'*état de l'urine*, on a acquis de précieuses connaissances sur les reins et leur sécrétion. Nous savons maintemant que l'*urémie* constitue l'un des éléments les plus importants de la pathologie de la fièvre jaune. Le docteur Blair, après avoir observé dix-huit cents cas, dit que « l'albumine s'est montrée dans l'urine dans chaque cas fatal ayant une durée normale. » Elle paraît généralement du second au troisième jour, et peut aussi se montrer dans les vingt-quatre heures. Son apparition

a été rarement différée jusqu'au jour de la mort, ou
même jusqu'au début des vomissements noirs. Dans
presque tous les cas où la fièvre avorta, l'urine n'é-
tait pas albumineuse. Dans quelques-uns d'entre eux,
l'albumine se montra pendant la convalescence. Sa
présence semblait être retardée par une purgation
au moyen d'huile de ricin. De même que dans l'al-
buminurie ordinaire, le phénomène n'était pas constant ; il cessait parfois pendant un jour ou deux,
pour reparaître ensuite. Du onzième au douzième
jour il disparaissait complétement ; le malade quit-
tait alors l'hôpital. L'albumine précipitée est jaunâtre ; jamais elle n'est blanche comme dans la maladie de Bright. Cette coloration est peut-être due à
la présence de l'hématosine, car l'analyse ne fait
point découvrir de bile.

Dans le sédiment de l'urine on a trouvé ordinairement des fragments granulaires des tubes, mêlés
à de l'épithélium amorphe, provenant de la vessie
dans les premières périodes, et, plus tard, des tubes
urinifères. Le docteur Lawson a remarqué que les
chlorures commencent à diminuer lorsque l'albumine paraît, et manquent presque totalement lorsque la desquamation tubulaire est à son apogée. Ils
commençaient à reparaître vers le septième jour,
dans les cas favorables, et devenaient de jour en
jour plus abondants. Il est bon de noter que le doc-

teur Porcher a trouvé plusieurs fois l'urine dépourvue d'albumine.

L'urine n'est pas abondante, ordinairement, jusqu'au moment de la convalescence. « Lorsque la
sécrétion était copieuse et transparente, bien que
noirâtre et extrêmement coagulable, on pouvait conserver bon espoir. » — *Blair*.

Acide pendant la première période, l'urine conserve habituellement cette réaction jusqu'à la convalescence ou jusqu'à son mélange avec la bile ; elle
devient alors alcaline. Sa couleur est normale jusqu'au troisième jour, époque à laquelle on observe
une nuance jaune de soufre, jaune paille, qui
devient orangée, et quelquefois si foncée qu'elle paraît noire. Le docteur Lawson a remarqué, à la Jamaïque, de la globuline et de la caséine, de la créa-
tine et de la créatinine. L'urée manque, ainsi que
l'ont montré les excellentes observations de Porcher.

La *suppression* est ordinairement brusque. C'est
là un symptôme aussi fâcheux que le vomissement
noir lui-même. L'hématurie ne se voit que rarement,
et n'est pas, par elle-même, très-défavorable.

Nous avons mentionné les douleurs *névralgiques*
comme faisant partie des premiers symptômes. Elles
persistent généralement pendant toute la durée de la
fièvre, et sont tellement vives dans beaucoup de cas,
que l'on voit les hommes les plus robustes et les plus
braves se plaindre et pousser des gémissements. Un

autre trouble nerveux, aussi insupportable, est le malaise indescriptible dans lequel se trouvent la plupart des malades. Au milieu même de tout le comfort désirable, ils sont incessamment occupés à changer de position dans le lit, à se lever pour se mettre à la fenêtre ou se promener dans la salle.

L'état intellectuel est généralement bon. Dans le début, le malade est très-occupé de la nature et de l'issue de la maladie. Mais dès que la première période ou période fébrile est passée, il manifeste pour l'existence une indifférence extraordinaire. On en a vu qui, pendant que leurs voisins se mouraient dans le vomissement noir, s'amusaient à des jeux d'adresse, s'exerçaient à atteindre des mouches sur les murs voisins avec des jets du liquide fatal. Le docteur Blair attribue, peut-être avec raison, cet état psychologique à l'intoxication urémique. Les hommes habitués à observer le choléra trouveront de l'analogie entre la fièvre jaune et cette affection, sous le rapport de l'indifférence du patient pour l'issue de la maladie. Il n'y a guère de *délire* que peu de temps avant la mort. On voit assez souvent la somnolence et la stupeur, mais le coma se rencontre rarement. Le sommeil est agité, rempli de songes, et ne procure aucun repos.

Les auteurs se sont arrêtés sur l'*expression de la face;* mais, tout en reconnaissant qu'elle est particulière, il est inutile de dire autre chose que ceci : les

yeux sont injectés, rouges ; le regard est quelquefois
hébété comme dans l'ivresse, et l'on peut lire sur la
physionomie l'espoir, l'indifférence ou le découragement, selon la période ou selon la nature spéciale
du cas.

Dans les pays où la fièvre jaune est endémique, on
parle de *cas insidieux*, ou *cas ambulants*. On désigne
par cette expression un type particulier de l'affection,
dans lequel la mort arrive presque sans qu'il y ait
sentiment de maladie, et où les symptômes que nous
avons décrits manquent complétement. Cette forme
insidieuse a besoin d'être bien connue. Louis cite le
cas du docteur Matthias, qui mourut après une maladie de quatre ou cinq jours, sans avoir eu ni frisson, ni fièvre, ni nausées, ni vomissements. Il
n'éprouva d'autres symptômes que des douleurs très-
vives dans les mollets, et la suppression de l'urine.
Cette dernière indiquait seule la gravité du cas. Ayant
prié un de ses amis d'écrire quelques lettres sous sa
dictée, il le pressait de terminer rapidement la dernière, afin d'avoir le temps de la signer. Bientôt
après, ne pouvant plus parler, il remercia son ami
par un soupir, et mourut au bout d'un quart d'heure.
Le docteur John Wilson parle de cas « dans lesquels,
dit-il, ne voyant pas ce que l'homme pouvait
avoir, je lui ordonnais de continuer son service ; il
le faisait pendant deux jours, puis les vomissements noirs, devenant irrésistibles, m'apportaient

une preuve humiliante de la vérité de son mal. »

On a remarqué qu'il existe en général une diminution plus ou moins marquée de force musculaire. Dans les cas d'hémorrhagie, et pendant la deuxième période, celle d'apyrexie, le malade ne saurait en être exempt. On voit rarement des crampes ; mais le hoquet, provenant de la contraction spasmodique du diaphragme, est assez fréquent. Il appartient à la classe des très-mauvais symptômes, avec le vomissement noir et l'ischurie.

Nous avons suffisamment décrit le *type* de la fièvre jaune pour montrer la différence qu'il y a entre elle et la fièvre rémittente, intermittente ou congestive, dont nous avons dû parler dans un article spécial. Dans quelques épidémies, survenues dans les contrées soumises aux influences miasmatiques, la maladie a présenté quelques éléments de périodicité. Mais tout homme familiarisé avec la pathologie des affections miasmatiques sait que ce trait particulier peut facilement se présenter comme un simple épiphénomène, sans être essentiellement lié à la maladie principale. Le docteur Lewis a conclu, de l'analyse de vingt cas de fièvre jaune soigneusement observés, que la *première période*, celle d'excitation fébrile, durait vingt-deux heures ; la *seconde période*, celle de rémission ou de calme, « de tranquillité trompeuse » (*Mosely*), cent vingt heures; celle de *collapsus*, quatorze heures. Ces chiffres varient naturellement, dans les différentes épidémies.

Peu de maladies marchent aussi rapidement et ont une aussi courte durée. La mort arrive quelquefois dans les vingt-huit heures; et la grande majorité des terminaisons fatales ne se fait pas attendre plus d'une semaine.

Dans les cas bénins, la convalescence peut s'établir dès le troisième jour. Quelques épidémies ont été caractérisées par un prompt retour à la santé, d'autres par une marche lente de la convalescence, qui durait plusieurs semaines, bien que le type de fièvre fût dénué de gravité. Alors même que les symptômes disparaissent le quatrième jour, le malade reste sans force, et pendant cinq ou six jours il ne peut ni se tenir debout, ni prendre de l'exercice.

En général, il n'y a pas à craindre de rechutes; cependant quelques observateurs, à certaines époques et en certains endroits, les ont mentionnées comme fréquentes.

On peut espérer que la *guérison* ne laissera pas de traces sérieuses de la maladie.

On peut dire que la période d'*incubation* est ordinairement de huit jours environ; mais on l'a vu durer deux fois autant.

Quant à la *mortalité*, on observe dans la fièvre

aune la loi commune aux épidémies graves. Le
plus grand nombre des cas à terminaison fatale se
présente dans les premiers temps. Quelques années
se font remarquer par la rareté comparative des cas
de mort; d'autres, par des ravages considérables.
« A Mobile, en 1849, sur une population de mille
âmes, dont plus de la moitié était acclimatée, il
mourut quatre cent trente personnes! » — *Lewis.*

Après ce que nous avons déjà dit, il serait inutile de parler longuement du pronostic en général,
ainsi que du diagnostic différentiel.

Dans les cas peu graves, se présentant dans les pays
où sévit la fièvre bilieuse rémittente, il y aura toujours quelque chance d'erreur, pendant quelque
temps et pour les premiers malades; mais l'erreur
ne peut être que de courte durée dans les épidémies. « D'abord le frisson initial, d'une durée et
d'une force modérées, immédiatement suivi de douleurs intenses dans la tête, le dos et les membres;
les yeux rouges et injectés; un peu de vivacité dans
la circulation et une chaleur modérée de la surface
du corps; l'anorexie, la soif, la langue blanche,
avec rougeur des bords et de la pointe; — tous ces
symptômes fébriles de la première période durent
un jour ou deux; ils sont ensuite accompagnés ou
suivis de douleur épigastrique; de nausées et de vomissements, d'agitation et d'anxiété plus ou moins

vives ; — du troisième au cinquième jour on voit apparaître la coloration jaune des yeux et de la peau ; le vomissement de matières analogues à du marc de café, au milieu d'un liquide de couleur foncée ; les selles noirâtres ; le froid aux extrémités ; — l'agitation augmente, devient excessive ; le hoquet survient parfois ; le sang s'exhale par divers endroits ; puis arrive la suppression d'urine. L'intelligence reste dans beaucoup de cas parfaite jusqu'au dernier moment ; la mort a lieu du cinquième au septième jour. — Cet ensemble et cette succession de phénomènes constituent une maladie qu'il paraît impossible de confondre avec aucune autre. » — *Bartlett.*

Les notions d'*anatomie pathologique* de la fièvre jaune sont déjà assez étendues ; mais il reste encore beaucoup de points obscurs.

La rigidité cadavérique est ordinairement très-marquée. En général, la surface du corps et la conjonctive sont jaunes ; la teinte est plus foncée à la face et au tronc que partout ailleurs. On peut trouver, comme épiphénomène, des traces d'inflammation dans différentes parties du corps.

Le docteur Blair est l'observateur qui a le mieux examiné le sang. Il a, de plus, le mérite d'avoir fait ses observations sur ce liquide pendant la vie des malades. Dans la première période, il n'a rien trouvé d'anormal, si ce n'est parfois un mélange du sang

avec la bile. Il a toujours observé la réaction alcaline.
Ce n'est que dans les dernières périodes et après la
mort qu'il a trouvé des changements. Cependant bien
des cas de terminaison fatale, après les vomissements
noirs et les hémorrhagies, ne présentent d'autre condition anormale que la teinte bilieuse. D'autre part,
certaines observations indiquent une grande altération du sang pendant les dernières périodes. « Il
y a à peine trace de fibrine, — la plasticité
n'existe plus, — le liquide est d'un brun sale, —
les globules sont altérés et déformés, — ils n'ont plus
tendance à se grouper et paraissent couverts de granulations ; — le sang se décompose rapidement, —
le coagulum ne se sépare pas. » Enfin, le docteur
Blair conclut en disant que la bonne condition du
sang dépend de la libre action des reins, de l'abondance des vomissements noirs, et des exhalaisons alcalines de la respiration.

On n'observe dans la structure du *cerveau* aucun
état pathologique spécial. La congestion et les ecchymoses n'y sont pas rares.

L'*estomac* conserve quelquefois l'aspect naturel ;
mais le plus souvent, la membrane muqueuse est
décolorée, mamelonnée, épaissie et ramollie, et
présente des taches ecchymotiques. Son contenu
varie suivant les circonstances.

Dans beaucoup de cas la muqueuse des *intestins*
présente des lésions analogues. Ils contiennent sou-

vent, comme l'estomac, la matière des vomissements noirs en plus ou moins grande quantité. La muqueuse de l'œsophage est presque toujours altérée ; il y a surtout ramollissement et décoloration, et perte de l'épithélium, circonstance due sans doute à l'âcreté des vomissements.

Le *foie* est en général dans un état de dégénérescence graisseuse prononcée. Le docteur Alonzo Clark est le premier qui ait montré ce fait d'une manière positive, en 1852. On dit ordinairement qu'il est couleur *café au lait*, sec, contenant peu ou point de bile, et que son volume n'est pas nécessairement altéré. Quelques observateurs ont parlé de foies volumineux, colorés en noir, donnant beaucoup de sang à la section. Ces faits sont exceptionnels, comme le dit très-bien Clark. Dans un cas, l'hyperémie produira beaucoup d'hématoïdine et peu d'huile ; dans l'autre, beaucoup d'huile et peu d'hématoïdine. La *vésicule* peut être vide ou pleine. Elle contient très-rarement de la bile normale. On y a trouvé un mucus clair et du sang.

Au sujet des *reins*, le docteur Blair dit : « Dans les cas dont j'ai été témoin, et où pendant longtemps il y avait eu convalescence apparente, ces organes avaient perdu leur condition sanguine, et la substance corticale, hypertrophiée, avait une couleur d'ocre sombre. *Je n'ai jamais pu découvrir dans le rein de globules d'huile.* La congestion pendant la vie n'a été signalée que par l'albumine dans l'urine. Le malade se plaint de douleurs lombaires. J'ai quelquefois noté un état presque apoplectique des reins ; et cependant leur fonction était à peine interrompue. D'un autre côté, je n'ai trouvé que très-peu de congestions dans des cas où la suppression était complète. Ces points ont besoin d'être éclairés. La vessie est souvent vide, et sa muqueuse peut porter des marques de congestion extrême. — Quant à la *rate* et aux autres organes abdominaux, on n'a rien observé de constant ni d'important. »

Le *cœur* est le plus souvent flasque et mou. Sur une trentaine de cas, le docteur Riddell, de la Nouvelle-Orléans, a trouvé « que les stries transversales des fibres musculaires n'étaient pas distinctes ; dans quelques cas, le microscope ne faisait reconnaître qu'une dégénérescence granulaire du contenu du myolemme. »

A part les conséquences nécessaires de l'état du sang dans les dernières périodes, et la tendance générale à la congestion capillaire, les *poumons* ne présentent rien de remarquable.

TRAITEMENT

Le traitement de la fièvre jaune a considérablement varié, suivant la théorie du praticien et la nature de l'épidémie. Plusieurs médecins, se trou-

17

vant en présence de types sans gravité tendant d'eux-mêmes à la guérison, ont systématiquement traité leurs malades d'une façon particulière. Attribuant ensuite au traitement ce qui n'était qu'une partie de l'histoire naturelle de la maladie, ils ont préconisé leurs moyens thérapeutiques comme les seuls vrais, les seuls sur lesquels on pût compter.

Est-il possible de suivre un traitement abortif? *La fièvre jaune peut-elle être coupée?* Dans l'état actuel de nos connaissances, on ne peut répondre que négativement. Les journaux de médecine contiennent un nombre considérable d'articles annonçant la découverte de remèdes ectrotiques; mais il y a deux causes d'erreur évidentes dans le raisonnement des auteurs. Nous avons déjà cité la première de ces causes; la seconde consiste dans ce fait : que presque tous ces observateurs ont exercé dans des localités sujettes à la fièvre bilieuse rémittente.

Il est certain qu'une plus longue expérience de leur part, ou celle de la généralité des médecins, n'est jamais venue confirmer la valeur de la découverte supposée. Cette maladie si grave n'a pas encore de *traitement spécifique.*

C'est par excellence une maladie ayant ses limites propres; on peut la conduire, mais on ne saurait l'amener violemment à une terminaison favorable. Il n'est pas aujourd'hui un praticien qui compte sur le mercure, sur la lancette, sur le quinquina ou sur

la teinture de chlorure de fer, comme remèdes spé-
cifiques. Ces ressources thérapeutiques, convenables
pour le traitement de certaines conditions ou de certains symptômes, ne sauraient être regardées plus
longtemps comme indispensables dans tous les cas.

Parmi les choses les plus nécessaires, il faut citer
la propreté, la bonne ventilation, le repos et les
soins. Dans les cas graves, il faudra, lorsqu'on le
pourra, avoir deux gardes-malades, l'un pour la nuit,
l'autre pour le jour. A moins qu'il n'y ait diarrhée,
on devra tenir l'intestin libre dès le début du traitement. Les uns considèrent comme le meilleur ca-
thartique cinquante à soixante-quinze centigrammes
de calomel, suivis de l'huile ricin ou d'une boisson
saline; d'autres emploient de préférence quatre
grammes de magnésie calcinée, dont l'action est
favorisée par des limonades. Ces purgations suffiront toujours, à moins d'indications particulières.
Le docteur Stone, de la Nouvelle-Orléans, conseille
d'administrer, dès le début de la maladie, quatre-
vingts centigrammes à douze décigrammes de quinine. On peut en donner cinquante centigrammes
de plus dans les douze heures suivantes; mais il ne
va pas au delà de cette dose. Il pense que ce médicament, administré de cette façon, prolonge la
diaphorèse, et que le malade « est en sûreté tant que
celle-ci dure. »

Pendant la période fébrile, les affusions ou les

lotions froides sont agréables et rafraîchissantes.
L'affusion peut être faite comme nous l'avons recommandé pour les fièvres rémittentes. Les douleurs névralgiques violentes seront soulagées par les
ventouses sèches ou par les rubéfiants, sinapismes,
chloroforme ou autres. La soif peut être calmée par
les boissons rafraîchissantes, telles que l'eau d'orge
acidulée, l'eau de tamarin, la limonade, ou une faible
solution de crème de tartre sucrée.

Pendant la seconde période, le traitement doit
être *expectant*. On doit prendre grand soin de conserver un repos parfait d'esprit et de corps pendant
cette période de calme. On devra veiller soigneusement à ce que les malades *ne se découvrent pas*, et
en même temps à ce qu'ils n'aient à souffrir d'aucune pression ni d'un excès de chaleur. Ils ne devront
jamais être déplacés brusquement; lorsqu'il sera
nécessaire de les changer de place au lit, il faudra
que de chaque côté du lit se tienne un garde-ma-
lade; et l'on transportera le malade sans le toucher, en soulevant seulement le drap de dessous. Ces
précautions sont nécessaires afin d'éviter de le découvrir, et à cause de la sensibilité musculaire
extrême et de la facilité avec laquelle le corps se
meurtrit par une forte pression.

Contre la soif qui existe quelquefois, il n'y a rien
de plus agréable ni de plus approprié que l'eau
froide carbonatée, des fragments de glace, ou la bois-

son effervescente de notre pharmacopée. S'il y a de l'appétit, on donnera des bouillons de veau, de poulet ou de bœuf.

Si le collapsus survient, ou semble menacer, il faudra le combattre par les stimulants. Le grog au cognac, glacé, et le julep à la menthe, judicieusement administrés, seront pris aisément et facilement retenus, si l'estomac n'est pas extrêmement rebelle. Pour l'alimentation, rien n'est plus convenable que les bouillons dont nous avons déjà parlé. Dans le cas où ils ne seraient pas tolérés, on pourrait avantageusement les donner par injection.

Parmi les symptômes les plus graves se trouvent les nausées et les vomissements. Les moyens les plus propres à y apporter quelque soulagement sont: le repos de l'estomac; la morphine, l'acide prussique à petites doses; la créosote, une goutte toutes les heures; la solution de camphre dans le chloroforme (une once de chaque), à doses de deux gouttes toutes les heures, donnée dans une boisson mucilagineuse; l'acétate de plomb, l'acide carbonique; l'acide chlorhydrique ou l'eau régale à doses infiniment petites; les rubéfiants ou les épispastiques sur l'épigastre, et enfin l'opium ou ses sels, par la méthode endermique ou hypodermique.

On a recommandé plusieurs manières de combattre les vomissements noirs. Ce qu'il y a de mieux à faire, c'est de *laisser l'estomac en repos;* la diges-

tion est impossible, et probablement aussi l'absorption. Les cas exceptionnels de guérison, après l'apparition de ce symptôme, sont dus à des influences
étrangères à la médecine.

Après ce que nous avons déjà dit de l'étiologie,
il serait inutile de parler de la prophylaxie. Nous
avons dit tout ce que nous savons des causes prédisposantes, et de celles que nous appelons excitantes. Le chirurgien devra faire tout ce qui lui
sera possible pour échapper à leur influence.

Note. — M. Hammond assure qu'à l'exception
d'une épidémie de fièvre jaune qui survint à Hilton
Head dans l'été de 1862, les armées des États-Unis
n'ont pas eu à souffrir de cette maladie depuis le
début de la rébellion. La Nouvelle-Orléans fut me-
nacée à la fin de 1863, et quelques cas se déclarè-
rent dans la flotte qui s'y trouvait ; mais il n'y en eut
aucun à terre. Le docteur Hammond, qui était alors
chirurgien général de l'armée fédérale, rend en
même temps justice au zèle avec lequel le général
Banks et le chirurgien R. H. Alexandre, inspecteur
du service de santé, prirent toutes les mesures nécessaires pour maintenir la ville dans de bonnes
conditions hygiéniques.

MALADIES VÉNÉRIENNES

PAR

FREEMAN J. BUMSTEAD

MALADIES VÉNÉRIENNES

Il est extrêmement agréable de pouvoir assurer, sur l'autorité des rapports des chirurgiens de l'armée des États-Unis actuellement en campagne, que jamais, dans les temps modernes, on n'a vu rassemblés un aussi grand nombre d'hommes parmi lesquels il y ait eu un aussi petit nombre de maladies vénériennes. Cependant, comme cette classe de maladies est encore la source de nombreux cas d'incapacité pour le service actif, on a tenté, sur la demande de la Commission sanitaire, de réunir d'une manière aussi succincte que possible les enseignements de la science moderne à ce sujet, au point de vue surtout des besoins du chirurgien militaire.

PREMIÈRE SECTION.

MOYENS PRÉSERVATIFS CONTRE LES MALADIES VÉNÉRIENNES.

L'expérience a montré que les règles suivantes, en vigueur dans l'armée belge, diminuent considérablement la fréquence de ces maladies. Elles méritent d'être adoptées dans notre armée, autant qu'elles sont praticables.

1° Chaque soldat qui contracte une maladie vénérienne devrait être requis de donner le nom et l'adresse de la femme qui la lui a communiquée; et si l'examen montrait que cette femme est malade, l'autorité militaire devrait la contraindre à s'éloigner.

2° On devrait employer tous les moyens possibles pour porter les hommes à se déclarer dès les premiers moments de l'infection; tout délai devrait être puni.

3° Aucune personne affectée d'un mal vénérien, quelque léger qu'il fût, ne devrait rester dans les quartiers; elle serait immédiatement transférée à l'hôpital.

TROIS FORMES DE MALADIES VÉNÉRIENNES.

Il y a trois maladies vénériennes bien distinctes, savoir : la blennorrhagie; le chancre simple ou chancroïde accompagné du bubon, et la syphilis comprenant la lésion initiale ou chancre vrai, et les symptômes généraux. Les deux premières ne sont que des affections locales, la troisième est une affection constitutionnelle.

DEUXIÈME SECTION.

BLENNORRHAGIE ET SES COMPLICATIONS.

1. L'idée que la blennorrhagie dépend du virus syphilitique et exige l'emploi des mercuriaux est sans aucun fondement. « Forcer un infortuné à se soumettre à l'emploi du mercure pour une maladie qui n'en a pas besoin, c'est là un procédé qui déshonore un chirurgien. » — (*Sir Astley Cooper sur l'usage du mercure dans la Gonorrhée, à l'hôpital de Guy.*)

2. Le traitement qui convient à la plupart des cas de blennorrhagie consiste en injections d'une faible solution astringente, telle que celle de cinq à quinze centigrammes de sulfate ou d'acétate de zinc dans une once d'eau, toutes les six heures. A l'intérieur, une bonne purge au début, suivie, s'il le faut, de laxatifs, pour assurer une évacuation journalière ; des potions alcalines, telles que des solutions de carbonate de soude ou de potasse, d'acétate ou de chlorate de potasse, liqueur de potasse, etc., et copahu ou cubèbe.

3. Lorsque les symptômes sont décidément in-flammatoires, ils doivent d'abord être réduits par le repos, les cathartiques et la diète, avant que l'on n'ait recours aux injections. Ces dernières sont également contre-indiquées dans les cas compliqués de prostatite ou de cystite.

4. Le copahu et le cubèbe devront être donnés à fortes doses dès le début de leur administration; mais, en même temps, il faudrait prendre garde de ne pas les porter au delà du degré de tolérance. Leur action trop vive sur les intestins devrait être amoindrie par des opiacés ou des astringents, afin que leur principe actif pût être éliminé par les reins et passer dans l'urine. Ils devront être suspendus s'ils occasionnent des nausées ou une diarrhée indomptables, une éruption cutanée, de la douleur dans les reins, ou une faiblesse générale. Les formules usuelles sont :

R. *Copahivæ, spt. ætheris nitrici,* trente-deux grammes chaque; *Liquoris potassæ,* huit grammes; *Spt. lavandulæ comp.,* soixante-quatre grammes; *Syrupi acaciæ,* cent quatre-vingt-dix grammes (*mixture Lafayette*). A prendre une cueillerée à bouche trois fois par jour.

R. *Pulveris cubebæ,* trente grammes; *Pulveris aluminis,* deux grammes. A prendre tous les jours en trois doses.

On administre facilement le copahu en le solidifiant au moyen de la magnésie. On le prépare en bols, et l'on prend seize parties de poids de copahu sur une de magnésie.

5. La médication, tant externe qu'interne , de-vrait être continuée pendant dix jours après la cessation de tout écoulement.

6. Le *traitement abortif* de la blennorrhagie ne convient qu'au début de la maladie, avant que les symptômes aigus se soient déclarés. La meilleure forme d'administration est une faible solution de nitrate d'argent (cinq centigrammes dans soixante-quatre grammes d'eau) injectée toutes les deux heures, jusqu'à ce que l'écoulement devienne clair et aqueux (ce qui arrive d'ordinaire dans les vingt-quatre heures), et cesse ensuite. Le copahu peut être donné simultanément.

7. La blennorrhagie cordée (chaude-pisse cordée) peut être prévenue par des doses de quatre grammes de la teinture de camphre dans l'eau, prise en se mettant au lit.

8. Les abcès commençant sur le trajet de l'urèthre devront être ouverts aussitôt qu'on s'apercevra de leur formation, avant même que l'on puisse sentir la fluctuation.

9. On peut reconnaître la prostatite aiguë à une miction fréquente et pénible, une douleur lanci-nante au périnée, et une excitation fébrile plus ou moins générale; le doigt, introduit par l'anus, dé-couvre la glande gonflée et sensible débordant sur le rectum. Il en résulte fréquemment une rétention d'urine qui nécessite le cathétérisme. Lorsque l'in-

strument atteint la portion prostatique de l'urèthre, il provoque une vive douleur et rencontre un obstacle dû au gonflement de la glande, qui est bientôt surmonté par une pression douce et continue, la poignée du cathéter étant abaissée en même temps. L'affection peut se terminer par résolution ou par suppuration. Celle-ci s'annonce par des frissons répétés ; et si l'abcès se trouve vers le rectum, la fluctuation peut être perçue par le doigt introduit par l'anus ; le plus souvent, pourtant, le pus tend à s'échapper par l'urèthre.

10. La prostatite aiguë doit être traitée à son origine par le repos absolu, les ventouses, suivies de cataplasmes au périnée, les bains chauds, et les laxatifs ou les lavements. La vessie doit être vidée, en cas de besoin, avec le cathéter. S'il y a suppuration, l'abcès doit être ouvert de bonne heure, quelle que soit sa direction, soit avec le bistouri à travers le rectum, soit avec la pointe du cathéter à travers l'urèthre.

11. La cystite blennorrhagique est ordinairement limitée au col de la vessie. Ses symptômes sont : un besoin fréquent de vider la vessie, une douleur aiguë à l'écoulement des dernières gouttes d'urine ; le mélange de pus ou de sang avec ce liquide ; la sensibilité de la région hypogastrique ; la douleur s'irradiant dans l'aine, au périnée, à l'anus et le long du trajet de l'urèthre. L'excitation fébrile est

ordinairement moindre que dans la prostatite aiguë.

12. Cette affection doit être traitée par le repos, les bains chauds, les ventouses et les cataplasmes à l'hypogastre, et à l'intérieur par les laxatifs salins, les carbonates de soude et de potasse, l'acétate ou le chlorate de potasse, la liqueur de potasse, les mucilagineux, l'infusion de graine de lin et le copahu.

13. L'épididymite blennorrhagique sera traitée en gardant la position horizontale, et en soutenant les testicules. On administre un éméto-cathartique, tel qu'une solution de sel d'Epsom ou de tartre stibié, donné en doses suffisantes pour agir vivement sur les intestins et provoquer de légères nausées ; application de sangsues ou de ventouses au-dessous de l'anneau abdominal externe, ou saignée des veines scrotales (le patient étant debout, et le scrotum étant comprimé au col soit par la main, soit par une bandelette, et baigné dans l'eau chaude jusqu'à ce que les veines soient bien distendues); cataplasmes chauds de graine de lin, ou de feuilles de tabac, sur la partie malade. Toute collection de fluide dans la tunique vaginale sera vidée ; même en l'absence d'un degré marqué d'hydrocèle, le traitement de Velpeau par les ponctions multiples mérite d'être essayé. Lorsque les symptômes aigus ont diminué, il faut employer un régime tonique et bander le testicule affecté. Le gonflement du testicule n'est pas une contre-indication des injections uréthrales.

14. L'ophthalmie blennorrhagique exige la propreté la plus rigoureuse, l'usage fréquent d'un collyre astringent, la liberté du ventre et, dans la plupart des cas, des toniques ou des stimulants. Les yeux devront être baignés tous les quarts d'heure avec une solution de quatre grammes d'alun dans un litre d'eau tiède, ou une décoction de têtes de pavots. A sa visite quotidienne, le chirurgien, après avoir complétement nettoyé la muqueuse de la sécrétion purulente et des masses adhérentes de coagulum, devra enlever avec les ciscaûxles parties ecchymosées de la conjonctive, et, après que le sang aura cessé de couler, cautériser toute la surface affectée avec le crayon de nitrate d'argent ou une forte solution du même sel (de douze décigrammes à quatre grammes dans trente-deux grammes d'eau), puis enlever le résidu par un lavage à l'eau tiède, dès que la surface aura blanchi. En outre, on pourra instiller dans l'œil, trois ou quatre fois par jour, une solution de vingt-cinq centigrammes de nitrate d'argent pour une once d'eau. Il sera bon de purger vivement au début, et d'assurer une évacuation journalière des intestins.

Le grand danger pour la vision résulte de l'ulcération et de la plaie de la cornée, tissu qui n'a qu'une faible vitalité; et la terminaison fâcheuse de la maladie est favorisée par une faiblesse générale du système. Il suit de là que tous les agents débilitants,

la saignée, les mercuriaux, le tartre stibié, l'abstinence de nourriture, etc., doivent être évités, et
qu'un régime fortifiant : porter, ale, quinine et autres
toniques, devront être ordonnés. Si l'ulcération de
la cornée se produit, sa marche pourra être arrêtée
peut-être en touchant légèrement la surface avec le
crayon de nitrate d'argent taillé en pointe; et la
pupille devra être constamment dilatée par l'atro-
pine ou la belladone. Les cataplasmes de toute nature seront strictement interdits, et l'œil restera
découvert. L'écoulement est extrêmement conta-
gieux, et on devra prendre les plus grandes précautions pour empêcher qu'il soit mis en contact avec
un œil sain.

TROISIÈME SECTION.

LE CHANCRE SIMPLE ET LE BUBON CONSÉCUTIF.

1. Le chancre simple, pendant longtemps con·
fondu avec la syphilis, est maintenant reconnu
comme une affection entièrement distincte, d'un
caractère purement local, et n'exigeant point l'emploi du mercure. Nous devons la démonstration de
ce fait à Bassereau, qui, par une comparaison faite
sur une grande échelle entre les personnes affectées
d'ulcères vénériens et celles qui les avaient infectées,
a montré que lorsque la maladie reste locale chez
les premières, il en a été de même chez les dernières ; et, d'autre part, que si le mal affecte tout

le système chez les unes, il en a fait autant chez les
autres. Ces résultats ont été confirmés par Ricord,
Fournier, Clerc, Caby, Dron, Rollet et Diday, en
France ; par Henry Thompson, Henry Lee et Victor
de Meric, à Londres, et par beaucoup d'autres observateurs. Indépendamment de l'expérience clinique, la nature distincte du chancre simple et de la
syphilis est prouvée par le signe qui sert aux natu-
ralistes à déterminer les espèces dans le règne
animal et dans le règne végétal : l'immutabilité de
leurs traits caractéristiques dans les générations successives. Mais cette vérité est surtout démontrée par
l'expérience clinique, qui montre qu'il existe une
énorme différence entre une classe de cas dans lesquels, même sans l'administration du mercure, la
maladie disparaît pour toujours avec la guérison de
l'ulcère, et une autre classe dans laquelle, sans les
mercuriaux, on est certain de voir paraître les
symptômes généraux ; et, même avec le traitement
le mieux dirigé, il peut y avoir des rechutes
à toute période de l'existence. L'explication que
l'on donnait autrefois de cette différence, que
l'on attribuait à la diversité des idiosyncrasies, ne
supporte pas l'examen ; et nous sommes amenés
à conclure que le terme *syphilis*, tel qu'on l'employait encore il y a peu de temps, embrasse
deux affections distinctes : à l'une, qui est d'un caractère purement local, on donne maintenant les

noms de chancre simple, mou, non infectant, ou chancroïde; le mot *syphilis* désigne exclusivement la maladie constitutionnelle.

2. Voici les caractères différentiels du chancre simple et du chancre infectant (lésion initiale de la syphilis vraie) :

CHANCRE SIMPLE.

Origine. — Dérive toujours d'un chancre simple, ou bubon virulent. Se montre généralement dans la semaine qui suit la contagion.

Caractères anatomiques. — Généralement multiple, soit par la première inoculation, soit par des inoculations successives.

Ulcère creux, perforant toute l'épaisseur de la peau ou de la muqueuse.

Bords abruptes et bien définis, comme coupés à l'emporte-pièce, n'adhérant pas aux tissus sous-jacents.

Surface plate mais inégale, *rongée aux vers*, entièrement couverte d'une sécrétion grisâtre.

Pas d'induration à la surface, à moins qu'elle ne soit causée par un caustique ou quelque autre irritant, ou par simple inflammation. Dans ce cas, l'engorgement n'est pas circonscrit; il se communique aux tissus environnants et sa durée n'est que temporaire.

Tendances pathologiques. — Sécrétion abondante et purulente, inoculable.

Lent à guérir, s'étend souvent et revêt un caractère phagédénique.

Peut affecter la même personne un nombre de fois indéfini.

CHANCRE INFECTANT.

Origine. — Dérive toujours d'un chancre infectant ou lésion secondaire. Se montre de la première à la cinquième semaine après la contagion.

Caractères anatomiques. — Généralement isolé; multiple dès le début, s'il doit l'être; rarement par inoculation successive.

Souvent une simple érosion superficielle, ne comprenant pas toute l'épaisseur de la peau ou de la muqueuse, de couleur rouge, et presque au niveau de la surface environnante. Quelquefois un ulcère, dont

Les bords sont échancrés, durs, souvent élevés, et adhèrent fortement aux tissus sous-jacents.

Surface creusée, unie, quelquefois grisâtre au centre.

Induration ferme, cartilagineuse, circonscrite, mobile au-dessus des tissus. Semblable quelquefois à une bande de parchemin limitant le mal. Persistant en général longtemps.

Tendances pathologiques. — Sécrétion faible, principalement séreuse; très-difficilement inoculable, si toutefois elle l'est, au malade lui-même ou à toute personne sous l'influence de la diathèse syphilitique.

Moins indolent que le chancroïde. Le phagédénisme est rare et généralement limité.

Une atteinte préserve partiellement, sinon complètement d'une seconde.

Affection caractéristique des glandes. — La réaction sur les ganglions est le plus souvent nulle. Lorsqu'elle se présente, une seule glande est vivement enflammée et suppure généralement. Plus souvent inoculable, produisant un chancre mou.

Pronostic. — Toujours une affection locale, et ne peut infecter le système. Le traitement *spécifique* par le mercure et l'iode est toujours inutile et le plus souvent nuisible.

Affection caractéristique des glandes. — Tous les ganglions inguinaux superficiels de l'un ou des deux côtés sont gonflés et indurés; distincts les uns des autres, mobiles; absence de douleur et rarement suppuration. Pus jamais inoculable.

Pronostic. — Affection constitutionnelle. Les symptômes secondaires, s'ils ne sont retardés ou empêchés par le traitement, se déclarent environ six semaines après l'apparition du mal, et très-rarement au delà de trois mois [1].

3. Lorsqu'on a des doutes sur la nature de l'ulcère vénérien, il faut le traiter comme un chancre mou et se borner à observer le patient jusqu'à ce que la période d'incubation des symptômes généraux soit passée. Cette règle est justifiée par les considérations suivantes :

a. La statistique montre qu'il y a quatre chancres simples pour un chancre infectant; il suit de là que les probabilités, dans un cas donné, sont en faveur d'un chancre simple.

b. Quand même le mal pourrait être un chancre infectant, l'administration du mercure n'empêcherait pas l'infection de tout le système qui aurait déjà eu lieu. En outre on ne perd rien à ce délai, puisque la syphilis peut aussi bien être traitée après

[1] *The Pathology and Treatment of veneral Diseases: including the results of recent investigations upon the subject.* — *Pathologie et traitement des maladies vénériennes, comprenant les résultats de récentes recherches à cet égard,* par F. J. Bumstead, docteur en médecine, 1861, p. 594.

l'apparition des symptômes secondaires qu'après celles des premiers symptômes.

c. Rien ne justifie le traitement mercuriel à moins de nécessité évidente.

d. Un recours immédiat aux mercuriaux laisse dans le doute, puisqu'il n'existe aucun moyen de déterminer si l'innocuité consécutive est due au traitement ou à la nature du mal ; et comme il n'est pas indifférent de savoir si un homme porte ou non en lui le germe de la syphilis constitutionnelle, on ne devra adopter aucune mesure capable de laisser la question indécise.

4. La cicatrisation d'un chancre mou peut avoir lieu spontanément, et n'est pas hâtée par l'emploi du mercure. Le traitement le plus efficace consiste dans la destruction du mal local au moyen d'un caustique puissant ; et plus tôt on l'applique, plus il y a de chances de succès. Pour cette raison, et aussi à l'effet d'empêcher la communication de la maladie, les ulcères vénériens devront être détruits le plus tôt possible, avant même que leur nature soit déterminée.

5. Le nitrate d'argent, que l'on emploie ordinairement pour la destruction des chancres simples, est incertain, et, dans la plupart des cas, insuffisant. L'acide nitrique fumant est l'agent qui convient le mieux, et si la chute de l'escharre ne laisse pas une surface saine, l'application devra être répétée.

6. La propreté est de la plus haute importance, et le meilleur pansement est celui par lequel elle est le plus parfaite. On devra éviter toute collection de la sécrétion à la surface de la plaie, ou sur les parties voisines, ainsi que la formation de croûtes. Les lotions sont préférables aux pommades, et peuvent se faire avec l'eau simple, une solution d'acide tannique (quinze centigrammes dans trente-deux grammes d'eau), quatre grammes de liqueur de Labarraque pour soixante-quatre grammes d'eau, ou quatre grammes d'acide nitrique dilué pour deux cent cinquante grammes d'eau ; l'appareil devra être tenu humide au moyen de soie huilée. Les chancres sous le prépuce guériront beaucoup plus vite si le gland est découvert et le mal entouré de charpie couverte de soie huilée, avec bandage circulaire autour du pénis.

7. L'ulcération phagédénique est plus propre au chancre mou qu'au chancre infectant ; elle est favorisée par la faiblesse générale et par la diathèse scrofuleuse. Elle doit être traitée en plaçant le malade dans les conditions hygiéniques les plus favorables, par un régime fortifiant, les toniques, tels que les diverses préparations de fer à hautes doses, l'opium, et une large cautérisation de l'ulcère par l'acide nitrique, la pâte de Vienne, ou le cautère actuel. Une solution de tartrate de potasse et de fer (huit grammes dans soixante-quatre grammes d'eau) est

une application locale précieuse. L'usage interne
du mercure est très-nuisible.

8. Un chancre simple peut réagir ou non sur les
ganglions lymphatiques voisins. Dans le premier cas,
il donne lieu à un bubon inflammatoire qui peut
être simple (contenant un pus simple), ou virulent (contenant un pus capable d'être ino-
culé). Les deux variétés ne peuvent être promptement distinguées que par l'inoculation artificielle,
mais leur diagnostic n'a guère d'importance pratique. Le premier peut quelquefois avorter par le
repos, l'application de la teinture d'iode, ou une
forte solution de nitrate d'argent (douze grammes
dans trente-deux grammes d'eau), ou bien par la
pression, au moyen d'une éponge comprimée et
d'un bandage spica. Le dernier se termine toujours
par suppuration.

9. Dès que l'on peut découvrir la fluctuation, on
doit ouvrir l'abcès, soit par plusieurs petites ponctions, suivies d'une injection d'une solution de sulfate de zinc (quinze centigrammes dans trente-deux
grammes d'eau), ou d'une partie de teinture d'iode
pour quatre parties d'eau, et la pression, au moyen
d'une compresse et d'un bandage spica, sera employée pour assurer l'adhésion des parois. Ou bien,
l'abcès sera largement ouvert par une incision *verticale* (non parallèle au pli inguinal); et la cavité,
garnie de charpie, guérira par granulation.

10. La suppuration d'un bubon rend probable, sinon absolument certain, que le chancre est simple et non pas infectant; car en général la syphilis ne suit pas un bubon ouvert.

QUATRIÈME SECTION.

SYPHILIS.

1. Le mot syphilis est employé ici à l'exclusion de l'affection locale dont on vient de parler. Les symptômes de cette maladie sont communément divisés en primitifs comprenant le chancre initial et l'induration des glandes), et généraux (comprenant les accidents secondaires et tertiaires).

2. La lésion initiale de la syphilis est un chancre vrai, apparaissant sur le point par lequel le virus est entré dans l'organisme, et séparé des manifestations générales de la maladie par la période d'incubation de celle-ci. L'analogie montre que le chancre, comme la pustule du vaccin, est déjà le résultat de l'absorption du virus et de l'infection de la constitution, et non une simple maladie locale. Il suit de là que son traitement abortif par la cautérisation est incapable d'arrêter la syphylis générale, et qu'il doit par conséquent être soumis au même traitement général que les dernières manifestations de la diathèse. L'expérience clinique confirme cette manière de voir, car la complète destruction d'un chancre, six heures après son apparition, n'a pu

empêcher les symptômes généraux de se produire. La période d'incubation du chancre vrai, et ce fait qu'il n'est pas inoculable au patient, fournissent la même conclusion.

L'expérience prouve aussi que la cicatrisation du chancre, différant en cela de celle du chancroïde, est hâtée par l'usage interne du mercure. Ce mal demande donc le même traitement interne que la syphilis générale.

3. On peut employer pour le chancre vrai la même forme de pansement local que pour le chancroïde.

4. L'induration des ganglions lymphatiques voisins (bubon induré) est une des meilleures indications du chancre infectant, et se présente toujours, sauf peut-être des cas très-rares. Ce bubon est communément dépourvu d'action inflammatoire, et par conséquent le malade peut ne pas s'en apercevoir. Il ne demande aucun traitement spécial, sauf dans les cas peu ordinaires dans lesquels il y a inflammation et suppuration, et où l'on adoptera le traitement déjà recommandé pour le bubon inflammatoire. La persistance de l'induration longtemps après que le mal primitif est guéri est d'une grande valeur comme indication du siége du mal, et pour éclaircir l'histoire de ces cas obscurs.

5. Il y a toujours un intervalle entre l'apparition du chancre et les manifestations générales de la sy-

philis. Cette période, dite d'incubation des symptômes généraux, a de certaines limites, comme l'incubation d'autres maladies contagieuses. Sa durée
moyenne est de six semaines ; elle dépasse rarement
trois mois, jamais six, et sa durée la plus courte est
d'environ trois semaines. Un ulcère vénérien sera
donc suivi de symptômes généraux, s'il doit y en
avoir, probablement dans les trois mois, et dans les
six assurément. Il est bien entendu que cette règle
ne s'applique qu'aux cas dans lesquels la marche
naturelle de la maladie n'aura pas été troublée par
un traitement spécifique. L'administration du mercure pour le mal primitif peut retarder ou même
empêcher l'apparition des symptômes généraux.

6. Les premiers symptômes généraux, surtout s'il
n'y a pas eu traitement du chancre, ont un caractère
tout à fait uniforme, et consistent ordinairement en
une éruption pustuleuse ou papuleuse de la peau,
pustules au cuir chevelu, gonflement des glandes du
cou, plaques muqueuses sur la membrane muqueuse
de la bouche et du gosier, condylèmes à l'anus, et
alopécie, accompagnés souvent de malaise général,
maux de tête, douleurs fugitives dans diverses parties
du corps (surtout au voisinage des articulations),
plus fortes pendant la nuit. Il faut bien se rappeler
ces symptômes, car ils sont souvent si légers que le
malade lui-même n'y prend pas garde, et l'on doit
les surveiller soigneusement après l'apparition de

tout ulcère vénérien dont le diagnostic était incertain.

7. La sécrétion des symptômes secondaires ne
peut pas, en règle générale, être inoculée au malade
ou à toute autre personne soumise à la diathèse syphilitique, mais communique l'infection aux personnes qui en sont exemptes. Cette règle est également vraie pour la sécrétion du mal primitif ou
chancre, et est la même que pour les autres maladies
contagieuses, petite vérole, vaccine, etc. La syphilis
contractée d'une lésion secondaire suit la même
marche que celle communiquée par une lésion primitive, et dans les deux cas elle commence par un
chancre.

8. Les remèdes qu'exige le traitement de la syphilis sont, pour la plupart, ceux compris sous le
titre de mercuriaux, les composés de l'iode et les
toniques.

9. Les mercuriaux exercent leur plus grande influence sur le mal primitif et sur les symptômes
secondaires. L'action des préparations iodiques est
presque exclusivement limitée aux lésions tertiaires.
C'est une erreur pourtant que de croire que les
composés de l'iode suffisent seuls pour la guérison
permanente des lésions même tertiaires, qui ont
une grande tendance à reparaître si le mercure n'a
pas fait partie du traitement. Ces composés doivent donc être regardés comme des substitutifs

temporaires, ou comme les adjuvants du mercure dans le traitement de la syphilis. Ils ont une valeur spéciale dans les affections syphilitiques des os et du périoste, ainsi que dans les constitutions délabrées, alors que les mercuriaux sont inadmissibles jusqu'à ce que l'on ait obtenu une amélioration de la constitution.

10. La valeur des toniques dans le traitement de la syphilis ne peut être trop estimée. L'analyse chimique du sang des syphilitiques donne un excès d'albumine et une diminution de globules; enfin un état de chloro-anémie. Les enseignements de l'expérience clinique sont encore plus décisifs. Rien ne s'oppose à l'heureux traitement de la syphilis et ne conduit à une rechute après une guérison apparente, comme un affaiblissement général. Le chirurgien s'efforcera donc de relever l'état général, ce qu'il fera en plaçant le malade dans les conditions hygiéniques les plus favorables, et lui administrant les toniques, le fer et la quinine.

11. Une seule préparation mercurielle ne convient pas pour tous les cas. Les formules suivantes sont données comme exemples des plus fréquemment applicables :

Pil. Hidrarg., quatre grammes. — *Ferri sulph. exsiccat.*, deux grammes. — En trente pilules. — A prendre trois fois par jour une pilule.

Hydrarg. Bichloridi, dix centigrammes. — *Tinct. Gentian. comp.*, cent vingt-cinq grammes. — A prendre une cuillerée à café.

Hydrag. Protodidi., cinquante centigrammes. — En vingt pilules. — Une après chaque repas.

Hydrarg. cum creta, quatre grammes. — *Quiniæ sulphatis,* deux grammes. — En trente pilules. — Trois fois par jour une pilule.

Hydrarg. Bichloridi, dix centigrammes. — *Potass. Iodidi,* huit grammes. — *Tinct. Gentian. comp.*, soixante-quatre grammes. — *Aquæ,* soixante-quatre grammes. — Une cuillerée à café.

Hydrarg. Bichloridi, Ammoniæ muriatis, dix centigrammes chaque. — Faites dissoudre dans une quantité d'eau suffisante, et ajoutez *Syrupi acaciæ.* — En trente-six pilules.

12. L'action du mercure sur les intestins sera, s'il est nécessaire, affaiblie par l'opium ou les astringents, et dans quelques cas l'usage interne du remède doit être suspendu et on l'emploiera en frictions.

13. La salivation doit être considérée comme nuisible au succès du traitement, et devra être soigneusement évitée ; bien qu'il soit souvent désirable d'obtenir une légère sensibilité des gencives, afin d'être sûr que l'effet du médicament est complet. La salivation est très-heureusement traitée par la suspension du mercure, les gargarismes astringents, la liberté du ventre et l'administration interne du chlorate de potasse (quatre à huit grammes par jour en solution).

14. La cachexie mercurielle se produit rarement lorsque le remède est judicieusement employé, surtout s'il est combiné au traitement hygiénique et aux toniques. Si pourtant, après une amélioration

continuée pendant quelque temps, l'appétit commençait à languir, et si le patient se plaignait de
malaise et d'affaiblissement mental, on devrait
suspendre l'administration du mercure et la reprendre ensuite, s'il le fallait, pour compléter la guérison.

15. Ces deux symptômes sont moins marqués
lorsqu'on emploie le mercure en frictions; dans
beaucoup de cas même cette méthode se montrera
supérieure à toutes les autres. Les avantages qu'elle
présente sont de provoquer rarement la salivation,
de ne pas troubler les intestins, de ne pas altérer
l'appétit; par conséquent, elle peut être employée
dans les cas de faiblesse générale et d'extrême
susceptibilité à l'action morbide du minéral, alors
qu'il est de la première importance de maintenir les
forces vitales par un régime nourrissant et l'administration non interrompue des toniques. Il faudra
frictionner chaque soir avec quatre grammes de
pommade environ aux aines et à la surface interne
des cuisses, et enlever le lendemain matin le résidu avec de l'eau chaude et du savon.

16. Le traitement de la syphilis devra invariablement avoir lieu dans un hôpital. Les dangers qui
résulteraient de la fatigue à laquelle on est exposé
dans un camp sont trop grands pour permettre de
l'y traiter par le régime mercuriel.

17. Il y a peu de chose à dire relativement à l'em-

ploi de l'iodure de potassium, si ce n'est que ce sel doit entrer pour une large part dans le traitement des dernières formes de la maladie, telles que : tubercules syphilitiques, tumeurs gommeuses, ulcérations profondes du gosier et du larynx, et les affections des os et du périoste. Bien que, dans quelques cas, il puisse constituer le seul remède spécial contre la diathèse, ce qui est admissible pour un temps, les mercuriaux devront toujours être employés.

18. Le traitement devra être continué jusqu'à ce que tous les symptômes syphilitiques aient disparu, et sa rigueur devra être graduée selon l'effet produit et l'état général du malade ; l'expérience montre qu'il devra se prolonger même après que les dernières manifestations de la diathèse auront cessé, si le malade veut s'assurer l'immunité pour l'avenir.

19. Les limites de cet essai ne permettent pas de mentionner le traitement spécial propre à chacune des lésions syphilitiques. Cependant nous appelons l'attention sur l'importance, dans l'iritis syphilitique, de tenir constamment la pupille dilatée au moyen d'une solution de belladone (douze décigrammes d'extrait dans trente-deux grammes d'eau, filtrez) instillée dans l'œil toutes les trois ou quatre heures. En outre, dans le traitement de cette affection, une combinaison des toniques avec les mercu-

riaux doux (telle que quinine avec la poudre grise), donnera des résultats beaucoup plus satisfaisants que les mercuriaux employés seuls.

AMPUTATIONS

PAR

STEPHEN SMITH

AMPUTATIONS

Les règles générales suivantes relatives aux amputations ont été approuvées par les meilleures autorités modernes ; nous appelons sur elles l'attention des chirurgiens militaires en campagne.

NÉCESSITÉ DE L'AMPUTATION.

Elle est nécessaire : 1° dans les cas où un membre est complétement ou presque complétement emporté, laissant un tronçon déchiqueté, avec déchirure des parties molles et projection de l'os ;

2° Dans ceux où les parties molles d'un membre sont lacérées ou meurtries sur une grande étendue, les principaux troncs artériels et nerveux détruits, et l'os dénudé ou fracturé ;

5° Dans ceux où existe la même condition, sans fracture ou dénudation de l'os ;

4° Dans les cas de fracture composée et comminutive, particulièrement celles qui embrassent les articulations ;

5° Dans les blessures d'arme à feu dans lesquelles la balle ne pénètre pas l'articulation, mais où l'os ayant été frappé au-dessus ou au-dessous, la fracture s'étend jusque dans l'articulation.

6° Les blessures d'arme à feu entre les phalanges des doigts ou des orteils ne nécessitent pas l'amputation.

7° Les blessures d'arme à feu pénétrant le carpe n'exigent pas l'amputation, à moins qu'il n'y ait eu un grand déchirement.

8° Dans les blessures par arme à feu des articulations de l'épaule et du coude, pourvu que les principaux vaisseaux et nerfs n'aient pas été lésés, l'excision peut être pratiquée avec chance de succès.

9° Les fractures composées du milieu et de la partie inférieure de la cuisse, occasionnées par un coup de feu, exigent l'amputation. Quant aux blessures semblables dans les deux tiers supérieurs de la cuisse, la mortalité a été tellement grande à la suite des amputations, que les chirurgiens militaires ont généralement renoncé à l'opération.

Le docteur Macléon, après de soigneuses recherches à cet égard, dit :

« Dans des circonstances semblables à celles de la guerre d'Orient, nous devons tâcher de conserver les fractures composées comminutives de la cuisse, lorsqu'elles se trouvent dans le tiers supérieur ; mais on doit recourir immédiatement à l'amputation, lorsqu'un accident de cette nature arrive au tiers moyen ou inférieur. »

Ces cas doivent être laissés au jugement du chirurgien.

10° Les coups de feu dans l'articulation fémoro-tibiale exigent l'amputation. L'excision n'a pas donné de résultats favorables dans les cas où elle a été pratiquée par les chirurgiens militaires. Cet insuccès ne doit pourtant pas faire condamner, excepté sur le champ de bataille, une opération qui a été si heureusement faite dans des cas de maladie.

11° Les fractures par coup de feu dans le milieu de la jambe ne nécessitent pas l'amputation, à moins que les artères n'aient été détruites, ou que les articulations voisines ne soient intéressées dans la lésion.

12° Les coups de feu à la cheville ne réclament pas nécessairement l'amputation. Si l'artère et le nerf tibiaux postérieurs ne sont pas lésés, et si les os ne sont pas brisés sur une trop grande étendue, on peut essayer de conserver le membre.

13° On aura bien soin, avant de procéder à l'amputation, de s'assurer si le malade n'a pas d'autre blessure qui soit mortelle.

LE TEMPS POUR L'OPÉRATION.

Dans la pratique militaire, l'amputation doit être faite immédiatement, sur le champ de bataille. Dans la plupart des cas, les malades ne pourraient supporter sans danger le déplacement, et ils ne peuvent non plus ensuite recevoir les soins hygiéniques qu'exigent les amputations secondaires. Par conséquent :

1° Amputez dans le plus bref délai possible après l'accident, dans les cas où une souffrance intense est produite par la présence, dans la blessure, d'esquilles ou autres corps étrangers qu'on ne peut atteindre;

2° Dans les cas où un membre est presque arraché, et qu'il y a hémorrhagie dangereuse que l'on ne peut arrêter;

3° Dans les cas où l'on voit *clairement* que le malade ne souffre pas d'un collapsus immédiat ou d'une grande dépression nerveuse, condition qui se produira probablement s'il y a un retard considérable. Si la dépression ou le collapsus sont extrêmes, l'opération devra être retardée jusqu'à ce que des mesures appropriées aient suffisamment établi la réaction;

4° Dans certains cas, où le collapsus n'est pas extrême, l'emploi de l'éther sulfurique comme agent anesthésique a souvent pour effet d'amener une réaction modérée. Ces cas-là nécessitaient autrefois un délai ;

5° On ne peut, dans la pratique militaire, faire pour conserver un membre des tentatives qui seraient peut-être couronnées de succès dans la pratique civile. Tel est surtout le cas dans les fractures composées de la cuisse, les coups de feu dans l'articulation du genou et autres blessures de la jambe, dans lesquelles, à première vue, l'amputation peut ne pas sembler nécessaire. Dans ces circonstances, des tentatives ayant pour but de conserver le membre seront suivies d'un trouble local et général extrême. La chirurgie conservatrice est ici une erreur ; pour sauver la vie, il faut sacrifier le membre. En outre la suppuration qui suit la mutilation des membres rend bientôt l'atmosphère des hôpitaux ou des casernes tout à fait insupportable, fait qui a bien son importance dans les cas où la convenance de l'amputation primaire est à peine douteuse.

POINT D'ÉLECTION.

La chirurgie moderne a surabondamment prouvé que, en règle générale, le risque est d'autant plus grand que la partie à retrancher est plus considérable, et que la ligne d'amputation est plus proche du tronc; en effet, plus elle en est rapprochée, plus il y a de danger.

Par conséquent :

1° Règle générale, toutes choses égales d'ailleurs, conservez le plus possible du membre ;

2° La désarticulation d'une phalange est quelquefois préférable à la section de l'os. La désarticulation des orteils est toujours préférable, sauf dans quelques cas, où la première phalange du gros orteil peut être divisée dans sa portion moyenne ;

3° Quelque étendue que puisse être une blessure de la main, on devra toujours s'efforcer d'en conserver une partie, ne serait-ce qu'un ou deux doigts. On tâchera surtout de conserver le pouce, même dans les cas de pire apparence ; la nature exerce dans ces parties une force réparatrice assez énergique pour que le chirurgien puisse compter sur elle généralement.

4° Dans la plupart des cas, la désarticulation de l'articulation carpienne est préférable à une tentative pour sauver quelques os carpiens ;

5° Dans les coups de feu au pied, on peut tenter de conserver une portion du membre, par une des méthodes que recommandent Hey, Chopart, Pirogoff, ou Syme. Au lieu de l'opération de Hey, la désarticulation des os métatarsiens étant souvent pénible, il vaut mieux scier à travers le métatarse, juste en face des articulations du tarse. Si l'on devait pratiquer la désarticulation de la cheville, il ne faudrait pas oublier d'enlever les malléoles;

6° Toutes choses égales d'ailleurs, il vaudra mieux conserver le plus possible de la jambe, et ne point excéder les trois quarts, afin que l'adaptation d'un membre artificiel puisse mieux se faire;

7° Dans les cas rares qui la permettent, l'excision de la tête du fémur sera préférable à la désarticulation, car il est moins probable qu'elle aura une issue fatale. Lorsqu'on se décide pour l'amputation, il faudra, s'il est possible, la faire à travers les trochanters, plutôt qu'à l'articulation ischiale;

8° Dans le choix du point d'amputation, il faut se souvenir que dans les coups de feu les blessures sont souvent beaucoup plus étendùes qu'elles ne le paraissent à première vue. Il faut donc que le chirurgien prenne garde à ne pas se laisser influencer par le désir de conserver le plus possible du membre, au point peut-être de perdre son malade par suite de la suppuration et de la gangrène.

INDICATION POUR LE TRAITEMENT CONSÉCUTIF.

1° Lorsqu'une blessure est étendue, comme dans les cas d'amputation, il est préférable de la laisser découverte, avec un peu de charpie mouillée ou une petite compresse interposée entre les lèvres, pendant deux ou trois heures, jusqu'à ce que la surface devienne vitrée. De cette manière, lorsque la réaction arrive, l'hémorrhagie peut souvent être évitée, ou si elle survient, on peut aisément s'en rendre maître sans avoir à déranger le pansement.

Il ne faut avoir aucune crainte au sujet du nombre des ligatures ; il vaut mieux en faire trop que trop peu au moment de l'opération.

2° Le pansement devra être aussi simple et aussi peu gênant que le cas le permettra. Une étroite bande humectée d'eau sera posée sur le bord de l'incision, par-dessus les bandes de diachylon, et on arrangera le tout de façon à laisser un endroit plus libre afin de faciliter la sortie de tout écoulement. Il ne faut pas négliger une issue dans ce but.

3° La position du membre est de la plus haute importance. En y portant l'attention convenable, les bords et les surfaces de l'incision peuvent être mis en contact, et l'on évite ainsi au patient la douleur et le malaise qui, sans cela, résulteraient de la tension et de la pression nécessaires pour rapprocher les parties.

4° Si le pansement est convenablement fait, il n'a généralement besoin d'être changé que plusieurs jours après l'amputation. Un trop prompt changement est indubitablement fort nuisible.

5° Après qu'on a enlevé le premier pansement, si l'union n'a pas eu lieu par l'inflammation adhésive, et si la suppuration a commencé, avec forte chaleur et sensibilité des parties environnantes, un cata-

plasme remplacera avantageusement la bande humectée.

6° Dans tous les cas où il y a beaucoup de suppuration et tendance à l'enflure, il sera nécessaire
d'appliquer des bandages.

7° Quoique la réunion primitive complète soit à
désirer, le chirurgien ne devra pas trop se préoccuper d'obtenir ce résultat.

8° Dans les cas où, après l'amputation, le transport du patient à une distance considérable est prévu
ou probable, le pansement devra être fait de manière à ne pas se déranger pendant le déplacement,
ce qui mettrait obstacle à la prompte guérison de
l'individu.

AMPUTATION A TRAVERS LE PIED ET A LA CHEVILLE.

Nous nous proposons ici d'examiner brièvement
les opérations dans la région du pied qui sont généralement considérées comme conservatrices. Elles
sont toutes entreprises soit dans le but de conserver
la plus grande portion possible de l'extrémité pour
que l'amputé puisse ensuite s'en servir sans aide,
soit d'obtenir un tronçon auquel puissent s'adapter
le mieux possible les secours mécaniques.

CONSERVATION DES ORTEILS ISOLÉS.

Il est toujours désirable de conserver le plus de
phalanges possible. Si la blessure est telle qu'elle

exige le sacrifice de tous les orteils moins un, celui-ci
devra être conservé. Le support que donne au pied,
dans le mécanisme de la progression, le petit orteil,
alors même qu'il est seul, suffit pour engager à le
conserver. A plus forte raison est-il important de
conserver le gros orteil, qui forme une partie si
considérable du pied.

AMPUTATION DE L'ARTICULATION MÉTATARSO-
PHALANGIENNE.

Lorsque la blessure exige le sacrifice de tous les
orteils, le chirurgien doit, si les parties molles le
permettent, les enlever à leur articulation avec les
métacarpiens. L'extrémité ainsi obtenue rendra de
très-grands services sans aucun aide artificiel.

Opération. — 1° L'opérateur, saisissant de la
main gauche tous les orteils, fait avec un couteau
étroit une incision semi-circulaire, s'étendant (pour
le pied gauche, et *vice versâ*) du bord interne du
premier métatarsien au bord externe du cinquième,
en face de l'articulation des orteils avec le métatarse ;

2° Les articulations sont successivement ouvertes
avec la pointe du couteau, et leurs ligaments divisés ;

3° On porte ensuite le couteau derrière les phalanges, dans le but de tailler un lambeau semi-circulaire sur la surface plantaire du pied. — *Méthode
de Lisfranc* dans Bernard de Huette.

EXCISION DES OS MÉTACARPIENS ISOLÉS.

Il arrive parfois que la blessure est d'une nature
telle, que par une dissection soigneuse on peut enlever les os métacarpiens isolément et conserver le
reste du pied. Cela est toujours préférable à toute
autre mutilation plus considérable, et ne devra jamais être négligé.

AMPUTATION A L'ARTICULATION TARSO-MÉTATARSIENNE.

Si la blessure embrasse une partie de l'extrémité
du pied assez grande pour soulever la question de
l'amputation à un endroit plus élevé que ceux indiqués déjà, le chirurgien devra faire tous ses efforts
pour conserver le tarse tout entier. Si les parties
molles le permettent, il peut y réussir en faisant
l'amputation à l'articulation tarso-métatarsienne.
Nous résumons ici la description de l'opération d'a-
près Bernard et Huette.

Reconnaître l'articulation. — 1° Sur le côté interne du pied, porter le doigt en arrière le long du
bord interne de l'os métatarsien jusqu'à ce que l'on
rencontre une projection, une ou deux lignes au
delà; c'est l'articulation située dans la dépression,
entre les deux projections. On peut aussi trouver
l'articulation un pouce en avant de la proéminence
du scaphoïde. 2° Sur le côté extrême, suivre le bord

externe du cinquième métatarsien, jusqu'à ce que l'on reconnaisse la saillie de son extrémité; l'articulation se trouve immédiatement en arrière; dans quelques cas, la tête de l'os métatarsien se projette un peu au delà de l'articulation.

Mode d'opérer. — 1° Le patient est placé sur le dos, et le pied tourné modérément en dedans. Le chirurgien reconnaît la situation exacte de l'articulation par les règles indiquées plus haut, et saisit alors, avec la paume de sa main gauche, la plante du pied, son pouce étant placé sur le côté extérieur de l'extrémité du cinquième métatarsien, et l'index à l'extrémité interne de l'articulation. Il fait alors une incision semi-lunaire dont la convexité regarde en bas, de dehors en dedans, à travers le dos du pied, passant à un demi-pouce environ au-dessus de l'articulation, et s'étendant de l'une de ses extrémités à l'autre jusqu'au bas des os.

2° Le chirurgien divise, avec la pointe du couteau, les ligaments dorsaux, en le portant le long de la ligne de l'articulation, de dehors en dedans, comme nous l'avons dit, et se souvenant que l'articulation du second métatarsien est à un tiers de pouce en arrière de celle des autres.

3° Il reste à ouvrir la mortaise dans laquelle est engagée la tête du second métatarsien. Cela se fait en introduisant la pointe du couteau entre le grand cunéiforme et la tête du premier os métatarsien, le tranchant étant tourné en haut et faisant avec l'axe du pied un angle de 45°. Le couteau est ensuite porté en haut à angle droit, sa pointe traversant toute la surface interne de la mortaise, pour assurer la division du ligament interosseux ; il est ensuite retiré et porté à la surface externe de la mortaise.

4° Après cela, on fait une pression sur le métatarse pour séparer les surfaces articulaires, et les autres attaches ligamenteuses sont successivement divisées, celles surtout de la face plantaire de l'articulation, de manière que le couteau puisse être promptement porté sous les têtes des os métatarsiens, et l'opération se termine en taillant sur la plante du pied un lambeau qui devra être un peu plus grand à la partie interne qu'à la partie externe [1].

AMPUTATION A L'ARTICULATION MÉDIO-TARSIENNE.

(Opération de Chopart).

Reconnaissance de l'articulation. — (Résumé de Bernard et Huette). L'articulation au milieu du tarse est formée par l'astragale et le calcanéum en arrière, et par le cuboïde et le scaphoïde en avant ; la ligne inter-articulaire qui traverse le pied ressemble à l's

---

[1] Cette opération est généralement connue, aux États-Unis, sous le nom d'*opération de Lisfranc*, et se distingue par ce titre de l'*opération de Hey* à travers le métatarse.

italique dont la convexité antérieure est interne et
la convexité postérieure externe. L'extrémité interne
de l'articulation est juste à un pouce en avant de la
malléole interne et à deux lignes et demie en arrière
de la tubérosité du scaphoïde. L'extrémité externe
est à un demi-pouce en arrière de la saillie formée
par la tête du cinquième os métatarsien. Elle correspond à une proéminence de la surface externe de
l'os cuboïde, située juste à un pouce en avant de la
malléole externe. Le centre de l'articulation se trouve
immédiatement en avant de la tête de l'astragale,
que l'on peut faire projeter en étendant forcément
le pied. A l'extérieur de cette proéminence est une
dépression reconnaissable au toucher, située entre
l'astragale, le cuboïde et le calcanéum ; l'articulation est immédiatement en avant de cette dépression.

Règles pour opérer. — 1° La position exacte de
l'articulation ayant été reconnue par les moyens ci-
dessus, le chirurgien saisit le pied de la main gauche,
la plante du pied placée dans la paume de sa main,
le pouce sur l'extrémité externe de l'articulation, et
l'index sur la tubérosité du scaphoïde. — 2° Le couteau est alors porté, en travers du dos du pied, du
pouce à l'index, en faisant une incision semi-circulaire, qui descend à environ un demi-pouce au-
dessous de la ligne de l'articulation. — 3° Après la
rétraction des téguments, divisez les tendons non
encore coupés et ouvrez l'articulation, en ayant pré-

sente à l'esprit l'obliquité variable des surfaces articulaires, indiquée plus haut, et ayant soin de diviser entièrement les bandes fibreuses qui relient le
scaphoïde à l'astragale, avant d'essayer d'entrer dans
l'articulation, attendu que le bord mince du premier os s'avance un peu au-dessus du second. —
4° L'articulation étant entièrement ouverte, et tous
les ligaments complétement divisés, passez le plat de
la lame derrière les os, et, après avoir amené le bout
du pied à sa position naturelle, taillez sur la surface
plantaire un lambeau qui s'étende au delà des os
sésamoïdes, afin qu'il ait une longueur suffisante.
Dans cette partie de l'opération, le couteau doit
effleurer les os, en ayant soin d'éviter les saillies du
scaphoïde, du cuboïde, et du premier et du cinquième
métatarsien.

AMPUTATION A LA CHEVILLE.

Les anciens chirurgiens ne réussissaient guère
dans cette opération. L'insuccès était dû plutôt à
l'inutilité du tronçon qu'à la mortalité après l'opération. Ils taillaient invariablement les lambeaux dans
les tissus voisins de la cheville, et, sauf de très-rares
exceptions, n'enlevaient pas les malléoles. La première difficulté qu'ils éprouvaient consistait à fermer
la blessure au-dessus des malléoles saillantes, et la
seconde, dans les mouvements par lesquels ces apophyses repoussaient la faible couverture du tronçon ,

lorsque le malade commençait à se servir du membre. Quelque défavorables que fussent les circonstances dans lesquelles se faisait autrefois cette opération, on cite pourtant plusieurs cas dans lesquels on obtint un membre utile, grâce, sans doute, à l'absorption totale ou partielle des malléoles. L'amputation à la cheville ne figurait donc pas parmi les opérations légitimes des premiers chirurgiens. Il est douteux que la chirurgie ait jamais fait un plus grand pas dans la voie des services qu'elle se propose de rendre à l'humanité en conservant la vie et rendant à l'homme des membres mutilés, qu'elle ne l'a fait par cette seule opération. Avant 1843, dans toutes les affections entraînant la suppression du pied, l'amputation se faisait à travers la jambe. La mortalité après cette opération est toujours considérable. Dans les hôpitaux de Paris, on l'a évaluée à 50 pour 100, même lorsque l'amputation a lieu pour une maladie chronique, ce qui est une condition très-favorable. Les hôpitaux américains donnent 57 pour 100, et les anglais à peu près 20 pour 100. On peut donc porter avec certitude à 25 pour 100 la moyenne de la mortalité de cette opération. En 1850, M. Syme dit avoir fait l'amputation à la cheville de trente à quarante fois, et n'avoir perdu qu'un seul malade; encore dans ce cas le résultat malheureux ne fut-il pas dû à l'opération. Plus récemment, il fait remarquer qu'il croit l'opération par elle-même aussi exempte de danger que la suppression d'un doigt ou d'un orteil.

Il existe aujourd'hui deux méthodes principales pour l'amputation à la cheville : elles sont respectivement connues par les noms de leurs auteurs, Syme et Pirògoff. Le mérite relatif de ces opérations sera plus facilement apprécié par la description des méthodes et le groupement des faits constatés jusqu'à présent par l'expérience.

MÉTHODE DE SYME.

Opération. — Le pied étant placé à angle droit avec la jambe, une ligne tirée du centre d'une malléole à celle de l'autre, directement à travers la plante du pied, donnera l'étendue convenable du lambeau postérieur. Le couteau sera introduit à la partie supérieure de la malléole péronière et porté jusqu'au même niveau du côté opposé, c'est-à-dire un peu au-dessous de la malléole tibiale. Cette incision devra joindre les deux points où elle s'arrête, en faisant un angle de 45° avec la plante du pied et le long de l'axe de la jambe. En disséquant le lambeau postérieur, l'opérateur devra placer les doigts de sa main gauche sur le talon, le pouce restant sur le bord des téguments, et couper alors entre l'ongle du pouce et la tubérosité du calcanéum, de manière à éviter de lacérer les parties molles, qu'il

pousse en même temps, doucement mais rapidement,
en arrière, jusqu'à ce qu'il découvre et divise le tendon d'Achille. Le pied devra être désarticulé avant
que l'on enlève les saillies malléolaires, ce qu'il est
toujours convenable de faire, et que l'on peut obtenir
en passant un couteau autour des extrémités des os
et sciant une mince tranche du tibia reliant les deux
saillies. M. Syme dit que la surface articulaire du
tibia doit toujours être enlevée. On devra assurément le faire si cette partie a été lésée, mais si elle
est saine, cela paraît n'être pas nécessaire. Dans un
de nos cas, l'extrémité du tibia fut enlevée, mais
sans aucune heureuse influence sur le résultat. Les
planches ci-dessous, de grandeur réduite, prises
d'illustrations semblables du *Monthly Journal*, février 1850, donnent une idée plus nette de la ligne
d'incision que ne saurait le faire aucune description
verbale.

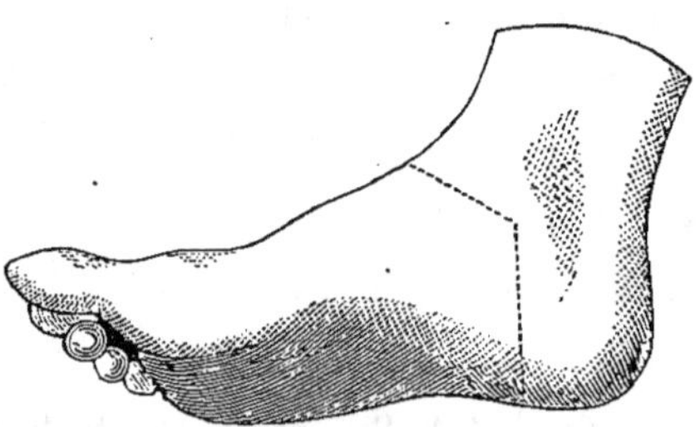

On verra qu'elles diffèrent considérablement de
celles données par les manuels. La principale précau-

tion à observer consiste dans la dissection de la partie postérieure du calcanéum, à prendre garde de blesser l'artère tibiale postérieure, ce qui priverait le lambeau de sa nourriture. Quelques chirurgiens recommandent de désarticuler avant de disséquer le lambeau postérieur. Ce procédé augmente les risques de blesser ce vaisseau, et ne facilite nullement l'opération. On évitera parfaitement l'artère en tenant le tranchant du couteau constamment tourné vers l'os.

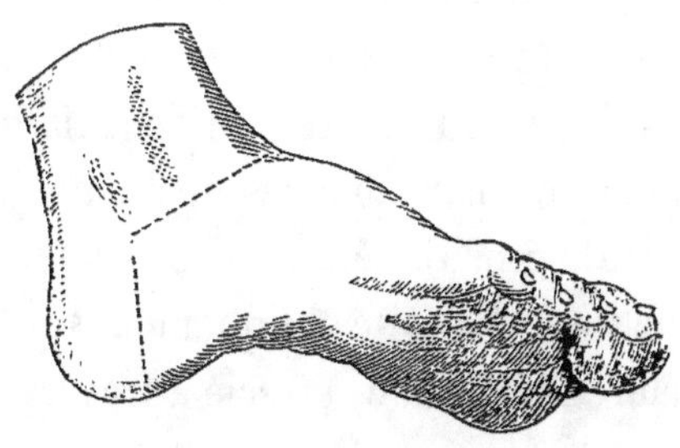

L'opérateur sera également moins exposé de cette façon à piquer le lambeau postérieur, accident qui est arrivé quelquefois, mais qui ne présente aucun danger.

MÉTHODE DE PIROGOFF.

Opération. — La description suivante de cette méthode est prise dans un journal médical de Londres :

« Je commence mon incision, dit l'auteur, en
avant et tout près de la malléole externe ; je la porte
en bas verticalement. vers la plante du pied, puis
transversalement à travers la face plantaire, et enfin
obliquement et en haut vers la malléole interne, où
je la termine deux lignes en avant de cette malléole.
Toutes les parties molles sont ainsi divisées en bas
vers le calcanéum. Je relie ensuite les deux extrémités de cette première incision par une seconde
incision semi-lunaire, dont la convexité regarde en
avant, quelques lignes au-devant de l'articulation
tibio-tarsienne. Je coupe toutes les parties molles et
procède ensuite à l'ouverture de l'articulation par la
face antérieure, coupant tous les ligaments latéraux,
et je désarticule ainsi la tête de l'astragale. Je place
alors une petite scie étroite obliquement sur le calcanéum derrière l'astragale, et scie à travers le calcanéum, de manière que l'instrument passe dans la
première incision des parties molles. Il faut scier
avec beaucoup de soin, sans quoi on pourrait blesser
la surface antérieure du tendon d'Achille, qui n'est
recouverte que par une couche de graisse et une mince
gaîne fibreuse. Je sépare le petit lambeau antérieur
des deux malléoles et porte la scie à travers ces deux
extrémités osseuses près de leur base. Je tourne ce
lambeau en avant, et amène la surface coupée du calcanéum en opposition avec la surface articulaire du
tibia. Si cette dernière était atteinte, il serait quel-

quefois nécessaire d'en retrancher une mince tranche avec les malléoles. »

Pirogoff croit aussi que les tendons ne devront pas être coupés trop court ; en d'autres termes :

« Pas trop près de l'endroit où sont coupées leurs gaînes synoviales ; leurs extrémités devront plutôt faire saillie. S'ils sont coupés court, ils se cachent dans le canal fibreux, ou, ce qui est pire, ils sortent de leur gaîne pendant les mouvements du membre. »

Il ajoute :

« Ce que je redoute le plus, c'est que le muscle en se contractant n'attire hors de la gaîne le tendon divisé ou à moitié détruit par la suppuration. Je suis convaincu que le succès de ces opérations sera considérablement favorisé en fixant les tendons avant et pendant l'opération par une pression méthodique, et maintenant le membre dans une même position par le bandage de plâtre de Paris. »

La description suivante des divers temps de l'opération, telle qu'elle a été faite plus récemment, est donnée par M. Croft (*London Lancet*, 6 février 1858) l'un des chirurgiens de l'hôpital de Dreadnought, où l'opération avait jusqu'à cette date été faite six fois. Il dit :

« Le mode d'opération, tel que M. Busk, M. Tudor et moi-même l'avons pratiqué, consiste à saisir le pied de la main gauche, puis à introduire la pointe du

couteau immédiatement derrière la malléole, et faire
en avant de ce point une incision semi-circulaire, se
terminant à un point correspondant derrière la malléole opposée ; ensuite, porter l'incision en bas et un
peu en avant vers le bord de la plante du pied, puis
droit à la plante du pied, et la terminer à la malléole opposée, c'est-à-dire au point où a commencé
l'incision. Après avoir désarticulé le pied, les parties
molles seront séparées de l'os calcanéum suivant une
ligne partant du bord postérieur de la surface articulaire supérieure au bord inférieur de la surface
articulaire du cuboïde, et la masse en avant de cette
ligne sera enlevée par la scie. Les extrémités du tibia
et du péroné seront sciées comme dans l'opération
de Syme. Pendant la séparation des parties molles,
ou plutôt dures, autour du calcanéum, on aura soin
de tenir le tranchant du couteau près de l'os, pour
éviter de blesser les artères postérieures tibiales ou
plantaires. La portion du calcanéum laissée sur le
lambeau sera mise en contact avec l'extrémité du
tibia, et si la scie a été bien introduite derrière l'articulation calcanéo-astragalienne et amené au bord
inférieur de l'articulation calcanéo-cuboïdienne, le
contact se fera parfaitement. Si les os ne peuvent être
mis exactement en contact, il faudra enlever à la scie
des tranches de la partie supérieure et postérieure de
la portion du calcanéum jusqu'à ce que l'adaptation
soit possible. La scie que nous préférons est la mo-

dification faite par Bigg et Milliken de la scie de
Dublin de Butcher. »

REMARQUES.

Les simples règles suivantes dirigeront très-con-
venablement les chirurgiens dans la détermination
du point d'amputation.

1° Le danger comparatif de l'opération ;

2° L'utilité comparative du tronçon.

S'il existait deux points donnés auxquels une amputation pût être faite, aucun chirurgien prudent
ne choisirait celui qui offrirait la plus grande mortalité, à moins qu'il n'y eût des avantages définitifs
et de la plus haute importance pour le bien du patient. Pour les opérations du pied que nous avons pas-
sées en revue, on peut dire que dans toutes celles qui
comprennent les parties situées en avant de l'articulation médio-tarsienne (opération de Chopart), ces
deux conditions s'unissent pour décider le chirurgien à conserver le plus possible de l'extrémité. La
mortalité de l'opération diminue, et l'utilité du
membre augmente en raison de la partie conservée.
Il ne peut donc pas être douteux que l'opérateur ne
doive conserver la plus grande partie possible de la
portion antérieure du pied.

Mais il se présente de nouvelles et importantes
questions lorsque nous cherchons à décider de la va-

leur des trois opérations par les règles proposées. Afin qu'il soit possible d'apprécier convenablement les avantages et les désavantages de ces amputations, et d'arriver ainsi à des conclusions exactes au sujet de leurs mérites, nous présentons le résumé suivant des opinions émises par les autorités chirurgicales.

Opération de Chopart. — Cette opération est pratiquée depuis près de trois quarts de siècle, et a été, pendant toute cette période, l'objet de sévères critiques. D'un côté, on affirme que le tronçon est très-utile, que l'opération ne présente qu'une faible mortalité et qu'elle conserve une portion importante du pied ; de l'autre, on assure que le tronçon est généralement sensible, très-souvent affecté d'ulcères incurables, et enfin que son extrémité est exposée à devenir la portion la plus dépendante, et la cicatrice, le point d'appui. Les uns attribuent cette tendance à la rétraction du talon à l'action des extenseurs du pied qui n'ont plus qu'un faible antagonisme ; d'autres l'attribuent à l'enlèvement de la moitié de l'arche du pied. Quelle que puisse être l'explication, il est certain que les chirurgiens se sont constamment trouvés en présence de cette position du tronçon, et font tous leurs efforts pour y remédier. Dans les trois années qui suivirent l'introduction de cette méthode, Petit divisa le tendon d'Achille pour remédier à ce défaut, et cette opération a été souvent répétée depuis.

Les autorités chirurgicales ont souvent fait des rapports défavorables à l'opération. En 1815, Villermé rapporta une vingtaine de cas dans lesquels les malades n'avaient pu bien marcher que de cinq mois à deux ans après l'amputation. Bouvier a lu récemment devant la Société de chirurgie de Paris un travail dans lequel il condamne en termes très-vifs l'opération de Chopart. D'après lui, il en résulte invariablement de mauvais effets; les amputés remplissent les hôpitaux d'incurables; la section du tendon n'est qu'un expédient temporaire, et la difficulté se présente de nouveau à sa réunion; il conseille donc de la rejeter.

En réponse à cette communication, Chassaignac a déclaré que l'amputation de Chopart est une excellente opération, et rapporté des cas dans lesquels les malades marchaient bien sans que le tendon fût divisé, d'autres où la division du tendon remédiait à la difficulté, et d'autres enfin dans lesquels le patient marchait librement sur la face du tronçon lui-même. Il pense que l'opération ne doit pas être rejetée, mais perfectionnée, puisqu'elle est très-sûre; la division du tendon d'Achille est fréquemment pratiquée maintenant, soit immédiatement après l'opération, soit lorsque le talon s'est élevé et que la cicatrice est devenue la portion la plus dépendante.

On peut ajouter à ce qui précède les opinions
d'autres autorités bien connues : Blandin assure
qu'il n'a rencontré la rétraction du moignon qu'une
fois sur onze amputations. Velpeau n'a pas vu la
rétraction dans cinq cas, et la considère comme un
fait exceptionnel. Nélaton approuve l'opération, et
pense que la rétraction peut.se produire ; que si elle
se produit, la division du tendon d'Achille y remédie, au moins pour quelque temps. M. Fergusson
et M. Cock, de Londres, y ont remédié par la division du tendon d'Achille, et ne considèrent pas la
rétraction comme une objection valable. M. Syme,
au contraire, semble rejeter tout à fait l'opération de
Chopart. Dans quelques observations cliniques sur
un cas dans lequel il fut sur le point de la pratiquer,
en 1852, il dit :

« Il y a une lésion étendue du tarse, ne laissant
pas de place pour pratiquer l'opération de Chopart,
alors même qu'on la croirait utile, ce que j'ai cessé
de penser depuis longtemps, ma conviction étant
qu'elle est inférieure à l'amputation à la cheville,
surtout au point de vue de la garantie contre les
rechutes. Dans une seule année j'ai fait trois amputations secondaires à la cheville pour remédier aux
suites de l'opération de Chopart. »

Le professeur Gross se prononce fortement en faveur de l'opération. Il dit :

« Il ne peut plus exister aucun doute sur l'utilité de

ce procédé dans la classe de cas dont il est question. Je l'ai moi-même employé plusieurs fois dans ma pratique, et l'ai vu souvent employer par d'autres, et chaque fois le résultat connu de moi a été très-satisfaisant. »

Opération de Syme. — La méthode de Syme est maintenant acceptée par les chirurgiens anglais. M. Fergusson, qui l'a pratiquée huit fois, dit :

« Autant que je puisse en juger, c'est un des grands progrès de la chirurgie moderne en ce qui concerne l'amputation. »

M. Erichsen remarque qu'elle « constitue une des plus grandes améliorations de date récente dans la chirurgie opérative, car elle permet souvent d'éviter l'amputation de la jambe, et le patient conserve, grâce à elle, un moignon excessivement utile qui, étant ingénieusement recouvert par un lambeau pris sur le talon, constitue une excellente base de support. »

M. Quain pense que l'opération « ne saurait rencontrer aucune objection valable, et, ce qui est plus important, les résultats pratiques qu'elle a donnés ont été excellents. La personne qui l'a subie peut faire porter tout le poids de son corps sur l'extrémité du moignon sans inconvénient, et, avec un appareil convenable, la progression est assurément plus facile que lorsque l'amputation est faite à un endroit plus élevé de la jambe. »

Dans le sens contraire, on allègue contre cette opération :

1° Qu'elle *est difficile et ennuyeuse*. Mais M. Syme affirme qu'elle exige moins d'une minute ;

2° Que le lambeau *est sujet à s'escharrifier*. Cela n'arrive cependant que rarement à un degré considérable. M. Syme dit :

« Il n'est que trop vrai que le lambeau puisse s'escharrifier ; mais je crois qu'il est incontestable que ce résultat est toujours dû à une erreur dans l'exécution. Car, comme le tégument, détaché des tissus sous-jacents, tire sa nourriture uniquement des anastomoses des vaisseaux, il est évident que, si le lambeau est taillé de travers, au lieu d'être séparé par une coupure parallèle à la surface, il peut perdre sa vitalité ; »

3° *Qu'il y a forcément un retard dans la guérison de la blessure.* Il résulte de statistiques récentes que la réunion est beaucoup plus prompte, dans un nombre donné de cas, dans l'amputation de Syme que dans celle de Chopart. Le docteur van Buren, de New-York, a rencontré la réunion par première intention dans un cas qui a été récemment soumis à notre observation ; le moignon a pu supporter le malade le quinzième jour, la réunion étant alors complète ;

4° *Que le moignon est sensible, et par suite ne peut servir*. M. Syme remarque :

« Que les sujets qui avaient subi l'opération pouvaient se tenir debout, marcher et même courir, sans que rien couvrît ou protégeât le moignon. L'attention d'un gentleman s'étant portée, il y a quelques jours, sur une troupe d'enfants qui s'amusaient dans la rue à glisser sur la glace, il découvrit que l'un d'eux avait subi l'amputation à lacheville. »

Le docteur van Buren, de New-York, dit qu'il s'est présenté il y a peu de temps, à la clinique du Collége médical de l'université, un individu sur lequel M. Syme avait pratiqué l'opération il y a seize ans ; il était la troisième personne sur laquelle cette amputation avait été faite, et il assura qu'il avait fait à pied trente milles dans un jour sans qu'il résultât aucun inconvénient provenant du moignon. A l'hôpital de Bellevue, il se présenta l'hiver dernier un homme que le docteur Carnochan avait amputé à la cheville, il y avait un an au plus. Il exerçait la profession de colporteur de livres, et affirma qu'il avait souvent fait à pied huit milles par jour sans ressentir de fatigue ou d'incommodité de sa jambe mutilée. Il ne boitait que très-légèrement. Il portait un soulier court, dont la semelle était suffisamment élevée pour compenser la perte du pied. Nous pouvons ajouter que des statistiques récentes montrent qu'il n'y a eu qu'un seul cas dans lequel il ait été

prouvé que la sensibilité du moignon ne lui ait
pas permis de supporter le poids du corps.

Opération de Pirogoff. — Pirogoff allègue en faveur de sa méthode les avantages suivants : 1° le
tendon d'Achille n'est pas divisé, et nous évitons
tous les désavantages qui résultent de sa division ;
2° la base du lambeau postérieur n'est pas plus
mince que son sommet, puisque la peau n'y reste
pas unie à la gaîne fibreuse du tendon d'Achille ;
5° le lambeau postérieur n'a pas, comme dans la
méthode de Syme, la forme d'un bonnet, d'où résulte
qu'il se prête moins à une collection de pus ;
4° après cette opération, la jambe est plus longue d'un
pouce et demi (quelquefois même davantage) que
dans les trois autres opérations (Syme, Baudens,
Roux), parce que la portion du calcanéum qui reste
dans le lambeau, s'unissant aux extrémités inférieurs du tibia et du péroné, les allonge d'un pouce
et demi ; 5° il sert au patient de point d'appui.

M. Croft rend compte en ces termes des six cas
qui se sont présentés au Dreadnought :

« L'opération a été pratiquée six fois, et dans
quatre cas avec le succès le plus complet. Dans les
deux autres, la mort enleva les sujets avant que la
guérison fût complète : — le premier par des cal-
culs dans les reins, le second par dépôt secondaire
de pus dans plusieurs articulations. Dans deux des

cas où la guérison fut complète, l'opération fut mo-
tivée par une maladie scrofuleuse de l'articulation
des os du tarse, et dans les deux autres par la
congélation de la partie antérieure du pied. La
marche vers la guérison fut marquée par la suppuration le long des tendons du tibial antérieur et postérieur et des tendons péroniers dans chacun des
cas, mais non par l'exfoliation de l'os. La partie postérieure du calcanéum s'unit solidement au tibia,
généralement au bout de trois semaines ; mais dans
un cas, le dernier dans lequel l'opération fut faite, la
réunion était bonne au bout de douze jours. Je puis
noter ici que, bien que le calcanéum puisse être attaqué à son articulation dans les affections scrofu-
leuses des articulations du tarse, il est rare que la
partie postérieure soit assez gravement atteinte pour
ne pas pouvoir servir à former le moignon. Les
avantages que cette opération présente sur celle de
Syme (la seule avec laquelle elle puisse être comparée) sont : qu'elle peut être faite plus rapidement ;
qu'elle laisse un lambeau plus vasculaire, forme un
moignon plus long, et donne un point d'appui plus
solide. L'opération prend moins de temps, car la
dissection assez ennuyeuse de la peau du talon est
évitée par la section du calcanéum. La vascularité
du lambeau est plus grande, car les artères plantaires sont divisées dans la cavité du pied. La longueur du moignon est un point très-important ; il

est plus long que dans l'opération de Syme, grâce à
la portion du calcanéum laissée dans le lambeau,
et qui a un pouce et quart de long. Dans les quatre
cas mentionnés, la différence de longueur entre le
pied opéré et l'autre ne fut jamais supérieure à
3/8 de pouce. »

M. Busk, du même hôpital, qui a opéré trois fois,
dit :

« Facilité et rapidité d'exécution plus grandes ;
moins de troubles dans les relations naturelles des
parties qui doivent former le point d'appui ; un lambeau solide au lieu d'un lambeau creux, et enfin un
moignon plus long d'un pouce et demi au moins,
— voilà des recommandations que l'on ne saurait
nier, et auxquelles il n'y a, que je sache, rien à opposer. »

Quant à la possibilité de la non-réunion du fragment du calcanéum, nous avons le témoignage suivant ; Pirogoff dit de ses trois premiers cas :

« Malgré la suppuration et l'accumulation d'une
grande quantité de pus dans le lambeau pour le
troisième cas; malgré le ramollissement et la dégénérescence graisseuse du calcanéum, que l'on pouvait
couper au couteau, dans le deuxième cas; et enfin
malgré les excroissances fongueuses et saignantes qui
se formèrent sur les os, aussi dans le deuxième cas,
— les restes du calcanéum se réunirent solidement
au tibia et au péroné. Enfin, l'un des cas — le troi-

sième — montre que la désarticulation à la cheville, d'après ma méthode, peut être entreprise, au moins chez les enfants et les personnes jeunes, même dans les cas où la cheville est attaquée, pourvu que la désorganisation ne s'étende pas trop loin sur les parties molles voisines de l'articulation. Chez l'enfant qui fut le sujet du deuxième cas, j'ai trouvé du pus dans la capsule pendant l'opération, les cartilages ramollis et détériorés, l'extrémité des os ramollie aussi et dans un état de dégénérescence graisseuse; et cependant le résultat de l'opération a été très-heureux. »

M. Busk dit :

« Quelques personnes ont craint que le fragment du calcanéum ne s'unît pas promptement avec l'extrémité du tibia; mais cette crainte n'est pas fondée. Dans la dernière opération faite par M. Tudor, la réunion était solide le douzième jour..... Dans mon premier cas, l'homme pouvait faire porter sur le moignon tout le poids de son corps au bout de quinze jours. »

Un correspondant d'un journal de médecine de Londres rapporte ainsi une entrevue qu'il eut avec M. Syme:

« M. Syme me parla de l'opération de Pirogoff avec beaucoup de mépris, alléguant que le fragment du calcanéum agirait probablement comme un corps étranger, et causerait de l'irritation; et qu'alors même qu'on obtiendrait une bonne réunion, le membre serait trop long pour être utile..... Tout ce que je puis dire, c'est que quelques-uns des meilleurs moignons que j'aie jamais vus ont été donnés par cette opération, et que, bien loin d'agir comme un corps étranger, la portion du calcanéum s'unit d'habitude facilement et solidement au tibia. A Londres, l'opération a été faite par M. Ure, de Sainte-Marie, par M. Simon, de Saint-Thomas, par MM. Busk, Tudor et Croft, au Dreadnought, et par M. Fergusson et M. Partridge, au collège du Roi ; tous ont été, je crois, très-satisfaits des résultats. A l'Infirmerie royale de Glasgow, le docteur Mc Ghee, surintendant médical, m'a montré un cas dans lequel l'opération remontait à sept semaines. Le moignon était guéri et promettait d'être excellent. C'était, je crois, la première fois que l'opération eût été faite à Glasgow. »

Les objections généralement soulevées contre cette opération sont ainsi résumées par M. Syme, dans sa comparaison de cette méthode avec la sienne :

« Cette opération prive *la sienne* de tous ses avantages : 1° en la rendant compliquée au lieu d'extrèmement simple ; 2° en donnant un moignon trop long ; 3° en affaiblissant sa constitution ; 4° en retenant une portion du tissu osseux qui peut provoquer une rechute ; 5° en n'étant pas applicable à tous les cas qui exigent l'amputation à la cheville. »

Les opinions cités plus haut, émises par des chirurgiens qui ont fait des essais de cette opération, réfutent pratiquement ces objections. Ils regardent tous l'opération de Pirogoff comme la plus simple ; la plus grande longueur du moignon est considérée par eux comme un avantage pour le pauvre qui n'a pas de membre artificiel ; le moignon leur paraît plus sain et plus utile ; ils nient que la portion osseuse du lambeau soit exposée à la nécrose ; ils jugent l'opération applicable à tous les cas convenables pour celle de Syme, pourvu seulement que la partie postérieure du calcanéum ne soit pas attaquée.

L'opération de Pirogoff a été faite maintenant plus de douze fois par les chirurgiens anglais, et tous ceux qui l'ont faite en ont parlé favorablement.

APPRÉCIATION GÉNÉRALE DES AMPUTATIONS DE CHOPART, SYME ET PIROGOFF.

Prenant les faits qui précèdent pour base d'une appréciation comparée des mérites de ces diverses opérations, et nous aidant des résultats de l'expérience, nous avons cherché à déterminer leur valeur relative, et à appliquer définitivement les règles de la chirurgie opérative déjà établies.

1° *L'opération décidée par la mortalité comparée.* — La statistique ne détermine pas avec assez d'exactitude la mortalité comparative de ces amputations.

L'influence des maladies ou des accidents qui ont motivé l'opération ne paraît pas y être appréciée. L'opération de Chopart a toujours été considérée comme présentant très-peu de danger. Dans l'expérience étendue que M. Syme a acquise de sa propre opération, la mortalité est presque nominale. Il dit qu'il ne la croit pas plus fatale que l'amputation du doigt; sur quarante cas, il n'a eu qu'un cas de mort, que l'on ne saurait attribuer à l'opération. Nos propres observations ne nous donnent pas lieu de considérer cette opération comme plus funeste que celle de Chopart, dans les mêmes cas individuels. Nous ne pouvons pas non plus croire, vu l'importance qu'il convient d'attacher aux opinions déjà citées des éminents chirurgiens qui ont pratiqué la méthode de Pirogoff, que cette opération, indépendamment de la maladie ou de la blessure coexistante, soit plus dangereuse que l'une ou l'autre des deux amputations précédentes. Tous en parlent avec une grande confiance. Si aux faits qui précèdent nous ajoutons cette considération que le danger de toutes ces opérations est la plupart du temps le même, savoir : la possibilité de l'inflammation suppurative dans les gaînes des tendons divisés, nous sommes autorisé à croire que la mortalité pour les trois opérations est à peu près la même. Nous pouvons donc en conclure que :

La mortalité comparative des amputations de Cho-

part, de Syme et de Pirogoff est trop faible pour influencer le choix du chirurgien.

2° L'opération individuelle devra être déterminée par l'utilité du moignon. — Cette question, suivant les indications antérieurement données pour la détermination du point d'élection, embrasse la condition sociale du malade. La jambe du pauvre et la jambe du riche ont longtemps décidé du point d'amputation de l'extrémité inférieure. On fait cette distinction parce que l'on croit que le pauvre n'aura pas de membre artificiel, ou qu'il sera grossier, tandis que le riche compensera sa perte au moyen de ce que l'art a de plus parfait. Cette considération devra toujours se présenter au chirurgien militaire, si la règle reste en vigueur, car dans les rangs de toute armée nous trouvons, comme dans la société, des gens appartenant à tous les degrés de l'échelle sociale.

De nos jours, alors que la mécanique chirurgicale fait tant d'efforts pour fournir aux mutilés des membres utiles, et dans ce pays où la charité publique et privée est si généreuse envers la souffrance, où le plus pauvre peut, par l'économie, arriver à la richesse, on peut bien débattre la question de savoir si cette vieille règle doit encore diriger le chirurgien. Nous sommes surtout en droit d'en douter lorsque le sujet est dans la force de l'âge. Nous voyons de plus en plus fréquemment des exemples de personnes pauvres, qui, amputées conformément à cette règle, deviennent ensuite assez riches pour se procurer des membres artificiels, et regrettent alors amèrement que le chirurgien ne leur en ait pas laissé la possibilité. On ne saurait nier que dans ces cas la règle a été sérieusement désavantageuse au patient. Nous devons donc en conclure que, pour les chirurgiens américains, il faudrait la modifier ainsi :

En toutes circonstances, — sauf dans les cas où la pauvreté, l'âge avancé, les habitudes dissolues confirmées, se trouvent réunies dans l'individu de manière à rendre certain que les secours mécaniques lui seraient peu utiles, — donner au patient le moignon le mieux adapté au membre artificiel le plus utile.

Cette conclusion donne lieu aux deux questions suivantes :

1° Quelle est celle des trois opérations ci-dessus qui donne le moignon le plus utile pour la progression sans aide ?

2° Quelle est celle qui donne le meilleur moignon pour l'application des moyens mécaniques?

En ce qui concerne l'opération de Chopart, on a vu que le témoignage des chirurgiens est très-contradictoire quant à l'utilité du moignon. Nous croyons que l'on ne saurait nier qu'elle n'ait souvent exigé une intervention postérieure, telle que la division du tendon d'Achille, un support à la partie antérieure

du moignon, etc., afin d'éviter une rétraction du
talon telle qu'elle amènerait la cicatrice à l'endroit le plus défavorable. On ne peut, en vérité, examiner les relations normales des os tarsiens sans
être frappé de ce fait que l'opération retranche
plus de la moitié de la partie antérieure de l'arche,
et laisse la partie restante soutenir tout le poids qui
portait auparavant sur la totalité. Le seul résultat
possible, avec un pied bien fait, c'est que la moitié
postérieure de l'arche cède à l'excès du poids. Si
nous ajoutons à cela la constante élévation du talon
par le muscle puissant du mollet qui n'a plus qu'un
faible antagonisme, nous ne pouvons être surpris que
d'une chose : c'est qu'au bout de quelque temps tout
moignon de ce genre ne soit pas complétement tourné
la face en bas. Et les plus ardents défenseurs de cette
opération sont obligés de reconnaître que dans quelques cas il a été impossible de remédier à ces dé-
fauts, et que les patients sont restés dans l'impossibilité permanente de s'appuyer sur le moignon.

On a allégué, comme nous l'avons vu, que dans
l'opération de Syme le moignon est souvent si tendre
que le malade ne peut s'y appuyer. Cette opinion
semble plutôt théorique que pratique. Nous n'avons
aucune preuve bien fondée de ce résultat. Au contraire, le témoignage de M. Syme coïncide, comme
nous l'avons dit, avec notre propre expérience ;
les moignons sont capables d'une grande résis-

tance. Nous ne pouvons pas parler avec autant d'assurance de l'opération de Pirogoff, vu le petit nombre des cas ; mais on voit par les pages qui précèdent que d'après l'opinion des hommes les plus expérimentés, le moignon, lorsqu'il est bien guéri, peut servir, autant qu'il est possible de le désirer, à l'usage direct. Il ne faut pas oublier cependant qu'il se forme parfois des sinus aboutissant à la carie, ce qui retarde sérieusement l'utilité du moignon.

Nous sommes autorisé à conclure :

Que c'est après l'opération de Syme ou de Pirogoff que le moignon est le plus utile, sans aide artificiel, la préférence devant être donnée à la première.

La question d'adaptation de membres artificiels à ces divers moyens doit être décidée surtout par ceux qui s'occupent de mécanique chirurgicale. Autant que nous ayons pu en juger, l'opération de Syme donne le meilleur moignon pour une extrémité artificielle. Bien que, après l'opération de Chopart, on puisse avoir un pied à bon marché, il ne remédie qu'imparfaitement au défaut, et n'améliore pas la progression. On peut, au contraire, adapter au moignon de Syme un membre artificiel qui remédie à la difformité, et en même temps permet une marche continue. L'opinion d'un intelligent chirurgien-mécanicien de beaucoup d'expérience mérite d'être notée :

« Parmi les nombreux exemples de pieds mutilés
à travers le tarse qui se présentent à nous, il est rare
que nous puissions trouver un moignon tout à fait
satisfaisant; que l'on puisse préférer à ce que l'on
aurait pu faire des parties contiguës. Les 9 10ᵉ des
mutilations Chopart présentent un ou plusieurs
des signes suivants : 1° insuffisance de l'enveloppe ;
plus ou moins de carie des os tarsiens restant; ulcération des parties molles environnantes ou bien d'une
mince pellicule brillante d'enveloppe, extrêmement
susceptible, prompte à s'enflammer, et rongée par
la moindre exposition, ce qui rend très-hasardée ou
très-difficile la tentative d'application de toute partie
artificielle ; 2° une impossibilité complète de fléchir
le moignon et de conserver sa position normale à
angle droit avec l'axe de la jambe ; une contraction
morbide des muscles jumeaux (sans antagonisme),
et la rétraction du talon ; la position inclinée de l'extrémité du moignon, la cicatrice étant exposée à
être pressée sur le sol par tout le poids du corps, ce
qui le rend généralement inutile pour la marche.
Une amputation du pied qui entraîne le sacrifice de
la plus grande portion du tarse, ne peut fournir
aucun des avantages que donne une opération de
Syme faite à temps *à la cheville*, d'après la méthode
de M. Syme : par conséquent, toutes les considérations d'humanité et d'art me conduisent à regarder
cet endroit comme le *second que l'on doive choisir*. »

Nous ne savons pas qu'aucun membre artificiel ait encore été imaginé pour le moignon que donne l'opération de Pirogoff. Nous pouvons ajouter que les gens habiles dans la fabrication des membres artificiels considèrent ce moignon comme se prêtant très-mal à une invention mécanique utile.

Nous concluons :

Que le moignon fourni par l'amputation de Syme est beaucoup mieux adapté à une application mécanique que celui qui résulte des opérations de Chopart ou de Pirogoff.

Traitement ultérieur. — Le traitement ultérieur des opérations du pied est d'une grande importance au point de vue de leur succès définitif. Bien que la réunion immédiate soit toujours désirable, elle ne peut cependant pas toujours être obtenue, même dans les circonstances les plus favorables, lorsque l'opération est faite dans le voisinage immédiat de blessures déchirées, ce qui arrive fréquemment dans les tentatives pour conserver des fragments du pied. La réunion par granulation ne saurait être anticipée. En vue de la tendance des blessures qui restent après les amputations en travers du pied et l'ex_ cision des os, à la suppuration, et des dangers que présente la pyohémie, la pratique de les laisser ouvertes pour qu'elles guérissent par granulation devient de plus en plus générale. La guérison a une marche plus favorable, dans un nombre donné de cas ainsi traités, que lorsque la blessure est fermée de suite, et la cicatrice qui se forme dans ces circonstances est à la fois symétrique et utile.

Nous croyons aussi qu'il est bon, dans l'amputation de Syme, de ne pas fermer la blessure immédiatement. Par suite du suintement constant du sang dans les quatre cas où elle fut pratiquée à l'hôpital de Bellevue, le moignon ne fut pas pansé pendant plusieurs heures. Le membre fut placé dans une position élevée, et l'eau froide appliquée largement. Les avantages de ce retard furent évidents ; la cavité profonde formée par l'extrémité du talon dans le lambeau postérieur se resserra et s'amoindrit, ce qui, joint à la cessation complète du suintement sanguin, éloigna le danger qui résulte de l'amas et de la désorganisation du sang à cette place. Dans chacun des cas, lorsque la blessure fut pansée, on trouva le lambeau postérieur aussi chaud que la jambe, ce qui montre que sa vascularité et sa puissance nerveuse n'étaient point diminuées. Le seul fait digne de remarque dans le traitement consécutif fut l'injection quotidienne d'eau tiède et de liquides désinfectants dans la cavité du moignon tant que dura la suppuration. La surface interne de la blessure était ainsi nettoyée, et la marche de la granulation et de la réunion se trouvait puissamment favorisée.

CONCLUSIONS GÉNÉRALES.

I. Dans toutes les amputations de l'extrémité inférieure, le chirurgien devra être dirigé dans le choix du point d'opération et de la méthode à adopter :

1° Par la mortalité des opérations en question ;

2° Par la possibilité d'adapter le moignon aux membres artificiels les plus utiles.

II. Dans toute blessure du pied affectant les parties situées en avant de l'articulation médio-tarsienne, le chirurgien devra sacrifier aussi peu que possible des parties essentielles à la progression. Il devra conserver :

1° Les phalanges isolées, dont l'importance va en augmentant du petit orteil au grand ;

2° Le métatarse, par amputation des phalanges ou par l'excision d'os métacarpiens individuellement ;

3° Le tarse, par amputation à l'articulation tarso-métartasienne (méthode de Hey ou de Lisfranc).

III. Parmi les amputations en travers du tarse ou à la cheville, on devra donner la préférence à l'opération de Syme, comme donnant une mortalité moindre, et un moignon mieux adapté à l'application d'un membre artificiel.

IV. Dans le traitement consécutif des amputations et résections que nous avons examinées, il est de bonne pratique de laisser les blessures ouvertes guérir par granulation.

EXCISION

DES

ARTICULATIONS POUR CAUSE TRAUMATIQUE

PAR

R. M. HODGES

EXCISION

ARTICULATIONS POUR CAUSE TRAUMATIQUE [1]

Quoique l'excision ait été pratiquée sur toutes les articulations des deux extrémités, pour des lésions traumatiques qui sans elle exigeraient l'amputation, on n'a jusqu'à présent d'expériences satisfaisantes des résultats qu'elle donne que pour l'épaule et le coude. Il est par conséquent presque impossible d'apprécier sa valeur exacte pour chaque articulation. Bien plus, les détails de ces opérations, et les conditions qui

---

[1] L'auteur s'étant servi du mot *excision*, nous avons cru devoir le conserver. Toutefois, il est évident qu'ici, comme dans de nombreux passages de cette remarquable étude, le mot *résection* eût été préférable.

justifient leur adoption, sont d'une nature telle que,
dans les chances variables d'une campagne, on peut
être forcé d'y renoncer tout à fait par suite du caractère des blessures, de l'état des ressources chirurgicales ou d'autres circonstances. La convenance de
leur exécution varie aussi suivant le membre qui se
trouve lésé. Une excision de l'extrémité inférieure,
qui doit supporter tout le poids du corps, et qui est
le principal agent de la locomotion, diffère évidemment d'une excision de l'extrémité supérieure qui
n'a à exécuter que des mouvements plus doux, n'a
aucun poids à soutenir, agit indépendamment de
celle du côté opposé, permet l'exercice et la locomotion pendant la marche de la guérison, et qui peut
être raccourcie, privée de certains usages et limitée
dans d'autres, tout en restant extrêmement utile. Le
contraste est encore plus frappant lorsque l'on se
rappelle que la mécanique a su remplacer l'extrémité inférieure par des inventions admirables, tandis que les mouvements partiels de la main, même
les plus imparfaits, surpassent en utilité ceux des
plus belles découvertes que l'art ait encore faites.

Les blessures faites par des balles rondes (rarement par les balles de Minié), par des éclats de
bombe, et parfois les coups de sabre ou les blessures
occasionnées par la mitraille — sont presque les seules dans lesquelles on puisse tenter l'excision. Les
luxations composées, résultant d'accidents pendant

les exercices militaires, ou qui peuvent arriver dans un engagement, sont considérées par les meilleures autorités comme nécessitant le retranchement des surfaces articulaires saillantes, plutôt qu'une simple réduction. Il n'est cependant pas facile de déterminer les conditions traumatiques qui peuvent motiver ces opérations. Les coups de feu aux articulations, surtout à l'extrémité inférieure, peuvent ou bien exiger l'amputation, ou bien laisser quelque chose à espérer d'un traitement expectant ; on n'a pas à choisir entre l'excision et l'amputation, mais, ce qui est plus difficile, entre l'excision et une tentative pour conserver le membre sans opération. La brisure complète de l'articulation fémoro-tibiale, avec déchirement étendu des parties molles, n'excite aucun doute dans l'esprit du chirurgien quant au procédé qu'il doit suivre. La seule blessure produite par une petite balle, dans le voisinage d'une articulation, sans qu'il y ait crépitation, et avec un épanchement synovial douteux, est une condition dans laquelle l'homme le plus expérimenté ne manquera pas d'être embarrassé pour décider d'une opération aussi grave que celle de l'excision. C'est pourtant là le caractère que présentent les blessures dans lesquelles il faut décider la question des opérations conservatrices. Une balle logée dans une articulation ou près d'elle peut d'abord ne donner lieu qu'à un peu de gêne,

mais, laissée à elle-même, elle produira tôt ou tard
les signes bien connus des lésions articulaires, suppuration abondante, abcès profonds et douloureux,
et les dangers qui en résultent ; et lorsque ces symptômes se sont manifestés, l'excision, ou même toute
autre opération, n'offre plus que peu de chances de
succès.

Il est donc évident que les circonstances, sinon
les cas, qui permettent l'excision, doivent être com·
parativement rares. Les tendances de la pratique
moderne nous ont conduits à beaucoup espérer de la
chirurgie conservatrice, et les succès qu'a obtenus
l'excision pour maladie ou pour causes traumatiques dans les hôpitaux civils, ont encouragé à attendre des résultats également brillants de la même
pratique après des blessures reçues sur le champ de
bataille. Mais on ne saurait nier que les excisions,
en exceptant à peine même celles de la tête de l'humérus et du coude, ne soient des opérations qui ne
réussiront probablement pas dans les hôpitaux militaires, quelles que soient les circonstances. Les
conditions hygiéniques défavorables qui résultent
nécessairement de l'agglomération des blessés, seront souvent fatales au soldat auquel le chirurgien aura cherché, par une bonté mal entendue,
à conserver un membre. En penchant pour la
conservation dans les cas douteux, on se condamne
à voir mourir des malades dont la vie aurait

été préservée par l'amputation. C'est pour ces raisons que la pratique de la chirurgie conservatrice a été récemment si limitée dans la campagne d'Italie, et presque abandonnée pour le membre inférieur. Elles ne sauraient avoir moins de poids dans la guerre que les États-Unis soutiennent aujourd'hui.

Nous allons maintenant, après ces préliminaires, passer rapidement en revue les points les plus importants sur lesquels peuvent porter les diverses excisions.

<h3 style="text-align:center">TÊTE DE L'HUMÉRUS.</h3>

La position avancée de l'épaule du soldat lorsqu'il tire, fait qu'il arrive souvent qu'une balle se loge dans la tête de l'humérus, ou bien la traverse sans la briser en beaucoup d'éclats, ou bien, frappant immédiatement au-dessous d'elle, brise l'os à son col. Il arrive aussi quelquefois que des projectiles plus lourds et des éclats de bombe ouvrent et fracturent l'articulation, et emportent même une portion du muscle deltoïde. Dans ces blessures ou dans d'autres de l'articulation de l'épaule dans lesquelles il n'y a pas de lésion des gros vaisseaux et des troncs nerveux, et lorsque l'os n'est pas brisé en un trop grand nombre d'esquilles, le jugement du chirurgien doit décider de la convenance d'une tentative pour conserver le membre. Les fentes étendues n'interdisent pas l'excision d'une manière absolue, et dans des cas où la décapitation de l'humérus était seule requise, on a pu enlever jusqu'à quatre et cinq pouces de l'os sans nuire aux résultats. D'un autre côté, il arrive quelquefois qu'une portion de la surface articulaire de l'humérus paraît seule avoir besoin d'être enlevée; mais la mobilité du bras sera moins restreinte, par la suite, si l'on retranche toute la tête de l'os. Les résultats malheureux ne sont cependant pas la règle dans l'excision partielle de cette articulation, comme dans d'autres articulations.

Les blessures faites par une arme à feu étant d'un caractère très-variable, on trouvera parfois la blessure de l'humérus compliquée de lésions des apophyses coracoïde et acromion, de la clavicule, et, plus rarement, du corps et du col de l'omoplate. Bien qu'une fracture étendue de l'omoplate détruise toute probabilité de succès, on a vu pourtant enlever des fragments de cet os, et la guérison se faire ensuite, malgré la suppuration abondante et un traitement prolongé.

Un malade qui a eu la tête de l'humérus fracassée peut guérir sans opération ; mais, sans parler de la sûreté qu'offre l'excision, celle-ci donnera des résultats meilleurs et plus rapides que l'exfoliation graduelle des fragments. Le temps et les soins nécessités par la lenteur de cette exfoliation donneront moins probablement un bras utile. Comme l'opération peut

être faite avec autant de succès, sinon davantage,
après l'établissement de la suppuration, un certain
retard est admissible dans les cas douteux. La statistique montre que les excisions secondaires de cette
articulation sont plus heureuses que les excisions
primaires, dans la proportion de 17 à 10. Cela s'explique par ce fait que ce sont les cas les moins graves que l'on réserve pour un traitement expectant,
et parce que, au bout de quelque temps, ét après l'é-
tablissement de la suppuration, l'étendue exacte de
la blessure peut être déterminée d'une manière plus
précise qu'au moment même de sa production. Dans
le premier cas, on n'excise que ce qui doit l'être,
dans le second, on peut aller au delà des limites
convenables.

Opération. — Les incisions seront souvent modi-
fiées par les lésions des parties molles. Lorsque tel
n'est pas le cas, une incision droite, commençant à
la hauteur de l'acromion et en dehors de l'apophyse
coracoïde, la pointe du couteau pénétrant jusqu'à
l'os et restant en contact avec lui, — sera prolongée
en bas le long de la face antérieure de l'articulation.
Cette incision correspond à la gouttière bicipitale
qui contient la longue tête du biceps, muscle qui,
dégagé de sa gaîne, doit être tenu de côté et conservé sans division. Les tendons des muscles scapu-
laires, qui forment en grande partie le ligament
capsulaire, sont ensuite tendus par la rotation du

bras en dedans ou en dehors, suivant le côté duquel ils doivent être attaqués, et divisés assez largement pour permettre à la tête de l'os de sortir de l'énarthrose. L'artère circonflexe postérieure, volumineux vaisseau, et le nerf circonflexe, qui tous les deux passent près et juste au-dessous de la tête de l'humérus, doivent être respectés, s'il est possible. Une autre méthode pour pratiquer l'excision, consiste à faire postérieurement une incision en croissant, commençant au-dessous de l'acromion et se continuant en arrière et en bas. Comme le patient est couché sur le dos, cela permet aux sécrétions de s'échapper facilement, et empêche ainsi les matières de creuser. Il est plus difficile de conserver intact le long tendon du biceps dans cette méthode que dans la précédente. La section de l'os est faite avec la scie, les parties molles étant protégées par une spatule ou une carte passée derrière l'os. Dans les cas de fracture du col, et lorsque la tête ne peut être amenée hors de sa place, il faut la saisir avec un fort instrument, une pince à dents, par exemple, et l'enlever de la façon que permettront les circonstances. Dans les cas de ce genre, il est seulement nécessaire de couper les bords tranchants et les irrégularités du corps de l'os.

TRAITEMENT ULTÉRIEUR. — La tendance du muscle grand dorsal à attirer en dedans l'extrémité de l'humérus doit être combattue au moyen d'un coussin placé sous l'aisselle. Ensuite, le repos, — l'épaule et le bras étant soutenus par un oreiller, — le pansement à l'eau froide pendant les premiers jours, une douce compression au moyen de bandages, pour empêcher le pus de descendre dans le bras, une écharpe maintenant l'humérus à côté du corps, — constituent tout le traitement nécessaire jusqu'à ce que l'on essaye le mouvement passif, ce que l'on peut faire en général de la seconde à la troisième semaine. On devra le pratiquer chaque jour à moins qu'il ne soit contre-indiqué par les symptômes ou l'extrême douleur qu'il produit.

Le chirurgien se consolera de la marche lente de ce cas en pensant que les chances d'ankylose passent pour être proportionnées à la rapidité de la guérison.

ARTICULATION DU COUDE.

La position du coude, soit en chargeant, soit en tirant, l'expose constamment, ainsi que l'épaule, à recevoir des coups de feu. Le choix entre l'amputation et l'excision est beaucoup plus difficile que dans l'articulation dont nous venons de parler, laquelle, par sa position anatomique, peut, même dans des circonstances défavorables, être maintenue dans une immobilité assez complète, et, par conséquent, se trouve affranchie d'un grand nombre de causes de troubles bien plus facilement que le coude. Pour cette raison ou pour quelque autre non apparente, les coups de feu à l'articulation huméro-cubitale rendent l'opération plus indispensable que les lésions de l'épaule. Lorsque ces blessures sont livrées à elles-mêmes, le trajet d'une balle passant près de l'ar-ticulation, aussi bien que l'articulation, se carie d'ordinaire, et finit par nécessiter l'excision.

« J'ai vu, dit Macléod, plusieurs cas d'articulation du coude traversée par une balle, dans lesquels on a cherché à conserver le coude sans l'exciser ; mais ces essais ont été loin d'être encourageants. La mobilité de l'articulation, et par suite son utilité, seront beaucoup plus grandes après l'excision que lorsque l'on a conservé le bras sans faire l'opération. »

Il semblera peut-être que rien n'est plus facile que de diagnostiquer la blessure qu'auront reçue les os d'une articulation comme celle du coude. Rien n'est plus difficile cependant. Toute l'extrémité supérieure du cubitus peut être broyée et fracturée dans l'articulation, et cependant ne laisser aucune déformation, et permettre au blessé d'exécuter tous les mouvements usuels. Cela est dû à une particularité des blessures faites par les armes à feu, savoir la conservation du périoste sans déchirure, d'où résulte que les fragments sont liés ensemble, et que l'os conserve sa forme. Il suit de là, que dans l'examen d'une fracture produite par un coup de feu, soit à cette articulation, soit à une autre, la sonde ordinaire ne peut guère donner d'indications utiles. La seule sonde sur laquelle puisse compter le chirurgien, c'est son index, et il faudra toujours agrandir la blessure des parties molles pour permettre l'introduction de cé doigt.

Dans les lésions étendues, l'état des parties molles, la condition des gros vaisseaux, et la grandeur probable des fissures, devront décider la question d'opération. « Quant aux résultats, il importe peu que l'excision soit faite dans les 24 heures ou après le plein développement de la suppuration. » (*Stromeyer*.) Dans aucune articulation la convenance et les avantages de l'excision ne sont établis d'une manière aussi concluante que dans celle-ci.

Opération. — Le coude s'excise par une incision droite le long du bord interne de l'olécrâne, s'étendant trois pouces au-dessus et trois pouces au-dessous de cette apophyse. Si l'opération est faite après que les parties ont été durcies par l'inflammation ou par une infiltration séreuse, une autre incision courte à angle droit sur la première peut être portée en dehors au-dessus de la tête de l'olécrâne vers le condyle externe. On devra soulever de chaque côté à la surface de l'os toute l'épaisseur des parties molles, en prenant bien garde à ne pas toucher le nerf cubital, couché dans la gouttière au bord interne de l'olécrâne. On ne peut obtenir ce résultat qu'en tenant le couteau constamment en contact avec l'os.

Les parties molles dans lesquelles il se trouve, ou le nerf lui-même, s'il est dégagé de sa gaîne, doivent être laissées de côté. La division des fragments latéraux et des tendons ouvrira alors largement l'intérieur de l'articulation. L'avantage que présente l'incision droite consiste en ce que les rapports que le tendon du triceps a par ses bords avec l'aponévrose enveloppante du bras et de l'avant-bras restant intacts, on obtient ainsi une attache pour le muscle, ce qui diminue jusqu'à un certain point la perte de force résultant de la division inévitable du tendon à son insertion sur l'olécrâne. Il est vrai qu'une incision transversale facilite l'opération, mais il vaut beaucoup mieux se passer de cet avantage temporaire en étendant l'incision longitudinale, que de sacrifier l'avantage important et permanent que promet une seule incision.

L'étendue de l'excision doit être telle que lorsque les parties sont remises en contact, les os ne puissent ni s'adapter, ni s'opposer à une flexion facile. Les insertions du biceps et du brachial antérieur seront autant que possible conservées, et l'on doit se rappeler qu'en divisant le cubitus et le radius vers le bas, l'artère inter-osseuse se trouvera en danger. On a plusieurs fois enlevé quatre pouces d'os au-dessus de l'articulation et quatre au-dessous, tout en obtenant un bras utile. Cependant, dans les opérations qui ouvrent la cavité médullaire du corps de l'os, on a à redouter la myélite. D'autre part, l'excision partielle, alors même que l'extrémité d'un seul os ou des os paraît sans lésion, n'est pas admissible, car des cas semblables sont très-exposés à ne pas réussir, et donnent pour résultat une mobilité moins grande lorsqu'ils réussissent que si l'on enlève toute l'articulation. Dans beaucoup de cas, toute l'opération de l'excision sera constituée par le détachement des fragments et l'enlèvement des saillies aiguës des os fracturés au moyen d'une pince.

TRAITEMENT. — Pendant la première semaine, et jusqu'à ce que la suppuration se soit établie, le bras devra reposer sur un oreiller plié à angle obtus de 150 degrés environ (ce qui est beaucoup plus commode qu'un angle droit) avec pansement à l'eau froide. On appliquera plus tard des cataplasmes ; mais dans toutes les excisions, il faut se rappeler que l'usage trop prolongé des cataplasmes retarde les progrès de l'adhésion, et encourage la suppuration et l'ulcération. Ce ne sera qu'au bout de deux ou trois semaines que l'on pourra appliquer une attelle rectangulaire, qui devra, s'il est possible, permettre de changer chaque jour la position suivant laquelle le bras sera fléchi. Les mouvements passifs devront commencer aussitôt que le permettront la blessure et la souffrance, et le chirurgien devra les pratiquer aussi fréquemment que possible.

ARTICULATIONS CARPIENNES.

Ce titre comprend toutes les excisions qui enlèvent une partie ou la totalité des extrémités du radius et du cubitus, une partie ou la totalité du
carpe, les extrémités voisines des métacarpiens, ou
même toutes les extrémités de ces os. On voit d'a-
bord que dans cette opération il est rarement possible d'obéir à la première loi des excisions, savoir :
qu'en même temps que l'on enlève en partie ou en
totalité les extrémités articulaires des os, il doit y
avoir destruction de la cavité synoviale de l'articulation.

Parmi toutes les principales excisions faites pour
cause de maladie, c'est en celle de cette articulation
que l'on a le moins de confiance. A défaut d'expérience, il faut donc conclure que, dans la chirurgie militaire, elle fournira des résultats moins
heureux encore. Le carpe fut excisé trois fois pendant la guerre de Crimée, avec un seul résultat fatal,
et l'extrémité du radius a été plusieurs fois enlevée
heureusement dans des cas de luxation composée. Il
y a donc, peut-être, des précédents suffisants pour
autoriser de nouveaux essais dans les cas qui ne sont
pas accompagnés d'un trop grand déchirement des
parties molles.

OPÉRATION. — L'enlèvement d'une partie de l'articulation carpienne, pour une blessure d'armes à

feu, ne peut guère se faire sans diviser les tendons extenseurs. Il est vrai que la lésion nécessitant l'intervention du chirurgien aura probablement déjà effectué cette division. Les os fracturés doivent être patiemment disséqués, et le détachement des fragments constituera dans la plupart des cas toute l'opération. L'extrémité du radius pourra, peut-être, être enlevée avec la scie.

TRAITEMENT. — Il sera dirigé d'après les principes généraux ; mais au bout de quelques jours, les doigts et le pouce devront être tenus à demi fléchis au moyen d'un corps arrondi (un bandage en rouleau, par exemple), de telle façon que, si quelque mobilité est conservée, leur opposition puisse être plus rapidement obtenue. Ce n'est que longtemps après l'opération que l'on pourra tenter les mouvements passifs des doigts, mais on devra les commencer aussitôt que possible. On ne doit cependant espérer qu'une légère mobilité.

TÊTE DU FÉMUR.

Alors même que la partie supérieure du fémur a été frappée, la rotation en dehors et la crépitation n'existent pas toujours, et il reste quelquefois une force de flexion et d'extension considérable. Le degré de la lésion, et l'état des parties après une blessure produite par une balle à l'articulation coxo-

fémorale sont indiqués par des symptômes encore
plus obscurs, et il est aussi difficile de les déterminer qu'il est certain que la terminaison sera fatale.

« Représentez-vous, dit M. Guthrie, un homme
couché présentant une petite ouverture dans la
cuisse, soit en avant, soit en arrière, sans épanchement de sang, sans douleur, sans autre signe que
l'impossibilité de mouvoir le membre, ou de se tenir dessus, — et pensez qu'il doit inévitablement
mourir dans quelques semaines, usé par la douleur
et les souffrances continuelles que cause la formation incessante de matière creusant dans tous les
sens, à moins que la cuisse ne soit amputée à l'articulation, ou que le malade ne soit soulagé par l'opération de l'excision, qui, j'insiste là-dessus, doit tout
d'abord être faite. »

Les cas qui permettent cette opération ne se présentent que rarement, et sont presque exclusivement
limités aux blessures de balles ou de bombe, attei-
gnant le col du fémur, ou les trochanters, en fractu-
rant l'os dans leur voisinage.

On n'a publié que dix cas dans lesquels la tête du
fémur ait été enlevée pour cause traumatique. Sept
d'entre eux se sont présentés en Crimée, et un seul
blessé a guéri.

Dans la pratique militaire, les chances de guérison
après la désarticulation, peuvent être déduites de

ce fait, que l'opération a été pratiquée quatorze fois par les Anglais, et treize fois par les Français, en Crimée, sans une seule guérison, et sept fois pendant la campagne du Schleswig-Holstein, avec un seul résultat heureux.

Laquelle de ces deux alternatives doit-on donc adopter? Si l'on attend, et que l'on compte sur les ressources de la nature, il n'en résultera invariablement que la mort. Il est également rare que la désarticulation réussisse, ou que les patients y survivent plus d'un jour ou deux. La ressource qui reste, l'excision, possède au moins l'avantage de ne pas présenter un danger immédiat pour la vie, puisque l'un des malades, sur les dix cas dont nous avons parlé, a survécu cinq semaines, les autres, de six à dix-sept jours, et un seul pendant vingt-deux heures seulement; de sorte que, si l'on continue à relever ces résultats sur un plus grand nombre de cas, cette opération se montrera beaucoup moins funeste que la désarticulation.

L'excision de la tête du fémur mérite donc l'attention du chirurgien militaire et offre une chance de plus de conserver la vie dans une classe de cas presque désespérés par tout autre moyen. C'est là la seule face sous laquelle on doive envisager la question; l'utilité du membre conservé n'est point à considérer.

Contrairement à ce qui est admissible pour l'extrémité supérieure, à la hanche, l'excision devra être primaire et immédiate; car la suppuration et l'épuisement, ou des causes agissant plus rapidement encore, produiront sûrement un résultat fatal si l'on adopte un traitement expectant ou si l'opération est différée. Et nous pouvons dire ici, relativement à toutes les excisions, que si le malade est dans un état de prostration, l'administration de l'éther (dont l'inhalation n'offre aucun danger dans ces circonstances) ranimera le pouls et excitera une réaction suffisante pour autoriser l'opération. L'affaiblissement qui suit l'excision, et qui n'est dû qu'à cette cause, est nécessairement moindre que celui produit par l'amputation, puisqu'il n'y a pas perte du sang contenu dans le membre. La mort par cette cause a cependant suivi l'excision des grandes articulations, et le chirurgien doit être prévenu de sa possibilité.

Opération. — La partie supérieure du fémur est mise à découvert d'une manière convenable pour son enlèvement et sans danger pour les vaisseaux importants, soit par une incision courbe juste au-dessus de la saillie du grand trochanter, à convexité dirigée en bas suivant le long axe du membre, soit par une incision droite dans le sens du corps de l'os, longue de cinq ou six pouces, et dont le centre correspond au trochanter. Lorsque la tête du fémur est encore en rapport avec le reste de l'os, on devra prendre la précaution de la faire sortir de la cavité cotyloïde avant de la détacher du corps. Les esquilles devront être disséquées, ou la portion supérieure de l'os attirée en dehors et sciée. Le grand trochanter, lésé ou non, sera toujours enlevé, sans quoi il fera saillie dans la blessure, empêchera la guérison, et sera un obstacle à la sortie du pus ou des fragments de l'os qui s'exfolieront. Dans le seul cas heureux d'excision pour cause traumatique, on retrancha cinq pouces de l'os.

Traitement. — Après l'opération il ne consiste guère que dans le repos et le maintien du membre dans une position convenable et dans le sens du corps. On se rappellera surtout que l'extrémité du fémur a une tendance à sortir de la blessure. Une bouteille pleine d'eau et d'un poids variable, attachée au bout d'une corde tenant à la jambe au moyen d'un emplâtre adhésif et passant sur une poulie fixée au pied du lit, maintiendra en partie cette extrémité ; mais une extension régulière au moyen d'attelles ou d'appareils est inadmissible ; le raccourcissement ou la déformation de la jambe sont de peu d'importance si le malade est sauvé ; et pour cela, son bien-être et son repos, l'affranchissement de tout bandage et de leur fréquent ajustement, sont des considérations plus importantes que la position exacte du membre. Dans le cas heureux déjà cité, la jambe était placée dans une écharpe de forte toile, qui pendait d'une traverse au-dessus du lit du ma-

lade, et dont le plan formait un angle de 20° avec
l'horizon. Ce moyen fut adopté pour rapprocher
du bassin l'extrémité de l'os, aussi bien que pour
empêcher le séjour du pus parmi les tissus et favo-
riser sa sortie. Au bout de trois mois le patient pouvait quitter son lit sur des béquilles. L'écharpe
adoptée dans ce cas a été imitée depuis dans plusieurs de ces opérations pour cause de maladie,
et a été fort appréciée par ceux qui s'en sont servis.

ARTICULATION FÉMORO-TIBIALE.

Les plus graves symptômes suivent la pénétra-
tion d'un projectile dans cette articulation. Macleod dit :

« Je n'ai jamais vu guérir un seul cas dans lequel
l'articulation ait été nettement ouverte et l'os gravement lésé, à moins que la jambe ne fût amputée...
J'ai parlé de ce sujet à beaucoup de personnes d'une
grande expérience, mais je n'ai jamais entendu
citer aucun cas de guérison dans lequel le diagnostic de la fracture de l'épiphyse fût hors de
doute. »

Esmarch déclare que « toute blessure de cette
articulation par une arme à feu, lorsque l'épiphyse
du fémur ou du tibia a été lésée, demande l'amputation immédiate de la cuisse. »

Les fractures de la rotule, sans autre lésion de

l'articulation, font cependant exception à cette règle générale, et autorisent à essayer de conserver le membre sans opération.

L'excision peut-elle être adoptée à la place de l'amputation dans la classe de lésions dont nous venons de parler? Voilà ce que la statistique ne nous permet malheureusement pas de décider.

On ne connaît que six cas dans lesquels cette articulation ait été excisée par suite de coups de feu. L'un, — résection complète et opération secondaire, — en Crimée, eut une terminaison fatale au bout de vingt-huit jours, due à l'épuisement et à la diarrhée. Un second cas, qui se présenta dans la guerre des Indes en 1857-58, eut pour sujet un soldat indigène qui subit l'amputation de la cuisse gauche et la résection du genou droit, et mourut le lendemain soir, avec des symptômes d'épuisement. Le troisième cas fut une excision partielle, dans laquelle l'extrémité du fémur fut seule retranchée, et qui fut faite trois jours après la blessure, durant la campagne du Schleswig-Holstein; la terminaison fut fatale, un mois après l'opération, par suite de la tuberculisation et de la pyohémie. Un quatrième cas, dont on ne connaît pas les détails, se termina fatalement aussi par la pyohémie quelques jours après l'opération. Les deux autres cas se sont présentés dans la pratique civile, à la suite de blessures par une arme à feu : l'un se termina fatalement par le tétanos, deux jours après l'opération ; et l'autre guérit au bout de trois mois. Sur six autres cas d'excision pour blessures par un instrument tranchant, luxation composée, séparation de l'épiphyse, etc., qui se sont présentés dans la pratique civile, deux seulement se sont terminés par la guérison.

Tel est le tableau décourageant des tentatives faites pour conserver le membre ; sur douze opérations, trois seulement ont été heureuses.

Les résultats fournis par un aussi petit nombre d'opérations n'autorisent pas la comparaison avec les amputations, dont la mortalité est de 56, 6 pour 100, dans la pratique militaire, lorsqu'elles sont faites, pour cause traumatique, au tiers inférieur de la cuisse. (*Macléod*.)

Il est impossible, dans les limites actuelles, de discuter les conditions nécessaires pour l'excision : le jugement du chirurgien doit décider la question, suivant chaque cas. Ce n'est que dans les blessures légères de l'articulation que l'opération doit être entreprise ; lorsque la lésion de l'os est tellement étendue qu'il faudrait en retrancher des parties considérables, l'excision n'est pas l'opération convenable. Si l'on se décide pour elle, il faudra toujours la faire immédiatement après l'accident, car une fois la suppuration et l'inflammation établies, les chances de succès deviennent très-faibles, soit pour l'excision, soit pour l'amputation.

Opération. — La méthode la plus simple et la meilleure pour exciser l'articulation du genou consiste à faire une incision circulaire, s'étendant autour de la moitié du membre, sur la même ligne que la surface articulaire du tibia. Elle découvre largement l'articulation, et l'inclinaison de ses deux extrémités favorise la sortie des matières. Elle permet aussi la division des tendons du jarret sans aucune incision additionnelle, et c'est là une précaution qu'il faut toujours prendre afin d'éviter le déplacement de la jambe, qui arrive si souvent après la première partie du traitement par suite de la contraction des muscles du derrière de la cuisse, surtout du biceps qui s'insère sur la tête du péroné. L'articulation étant ouverte, la division des ligaments cruciforme permet, en fléchissant le membre, d'élever la tête d'un os et de l'opposer à l'autre de manière à ce que sa section puisse être opérée par la scie sans mettre en danger les vaisseaux de la région poplitée. On doit aussi enlever un mince segment de la surface articulaire de l'os qui est resté sans lésion (si tel est le cas), et la rotule ne doit être laissée pour aucun motif. Son utilité est à jamais détruite par l'opération, et sa présence pourrait exciter la maladie des os et prolonger le traitement. La limite jusqu'à laquelle on peut porter l'excision est étroite, car, pour ne rien dire du raccourcissement extrême, si elle excède le développement des extrémités de l'os, il y aura une trop faible base de support au point d'ankylose pour assurer l'utilité du membre conservé.

Traitement. — L'immobilité absolue pendant le traitement est de la plus haute importance. Le moyen le plus sûr de l'obtenir est l'emploi de sutures de fil de fer ou d'argent, appliquées au moment de l'opération, au moyen d'une vrille portée obliquement à travers les bords des deux os et de chaque côté du membre ; les bouts étant tordus, les os sont mis solidement en contact. Au bout de six semaines, les fils peuvent être coupés et retirés de force. Ce moyen d'assurer l'immobilité n'a pas, jusqu'à présent, été essayé dans les cas traumatiques, mais sa réussite dans les opérations amenées par des maladies, indique qu'il serait convenable de le tenter. La conduite du chirurgien dans ces cas devra cependant être dirigée par une extrême prudence, affranchie de toute préoccupation, et avoir pour but la conservation de la vie du patient plutôt que l'utilité du membre. L'application en arrière d'une attelle bien ouatée ne sera négligée dans aucun cas ; et dans une ambulance, après les premières semaines, lorsque l'enflure a diminué, et que le danger paraît moins imminent, la position convenable et le repos de la jambe pourront quelquefois être assurés par un bandage amidonné, dans lequel on laisse une ouverture correspondant à la blessure. Un appareil, que le chirurgien devra souvent improviser, est cependant d'une nécessité absolue jusqu'à ce que la consolidation soit suffisante pour permettre le maniement du membre, sans risque de déranger les os. Pendant le second pansement, le déplacement du tibia en arrière peut se faire sans que le chirurgien s'en aperçoive, et n'être découvert que lorsqu'il est déjà trop tard pour y remédier; il faudra ensuite un temps considérable avant que le mal soit réparé; le premier pansement devra donc être fait de manière à éviter ce déplacement. Quelques-unes des applications externes peuvent être changées, et l'on préviendra la mauvaise odeur du reste de l'appareil en faisant largement usage d'une solution de chlorure de soude. Le membre restera étendu sur le lit aussi longtemps que possible. L'enflure de toute la jambe, qui souvent dure pendant tout le traitement, peut être diminuée, sinon prévenue par un bandage doux et fait avec soin, partant du pied.

ARTICULATION DE LA CHEVILLE.

Les extrémités du tibia et du péroné n'ont été retranchées qu'une ou deux fois pour des blessures d'arme à feu, et cela sans succès. L'opération consistait, dans ces cas, plutôt dans l'enlèvement des esquilles que dans une excision régulière. Il n'est pas facile, en effet, de prévoir les circonstances qui peuvent se présenter sur le champ de bataille, dans

lesquelles il serait sage d'opérer l'excision complète
de l'articulation. Les guérisons qui ont suivi l'opération dans les cas de luxation composée dans la
pratique civile, indiquent sa convenance dans les accidents de cette nature arrivant aux soldats, et qui
peuvent être fréquents dans l'artillerie et la cavalerie.

Dans les cas de luxation irréductible et composée
de l'astragale, cet os peut être enlevé, lorsque la
manipulation et la division des ligaments ne permettront pas sa réduction.

Dans les cas où les extrémités du tibia et du péroné, ou l'astragale tout entier, sont enlevés, et
l'articulation détruite, si on conserve la vie, on ne
saurait assurer de laisser un membre utile. L'ankylose et un raccourcissement considérable sont les
meilleurs résultats que l'on puisse espérer.

Dans l'enlèvement d'une des parties qui environ-
nent l'articulation de la cheville, l'artère tibiale postérieure sera nécessairement divisée. La conservation
de la tibiale antérieure est donc d'une grande importance.

L'application de bandes adhésives de manière à
tenir les surfaces osseuses rapprochées, tout en laissant une libre issue à tout écoulement, une attelle
creusée, telle que celle que l'on emploie quelquefois
pour la fracture de la jambe, et le repos du membre
sur un oreiller, — tels sont les principaux traits
du traitement local.

TARSE.

Le calcanéum, avec une partie de l'astragale, et le calcanéum seul, ont été heureusement enlevés en Crimée, le premier une fois et le second quatre fois. Le calcanéum peut fréquemment, lorsqu'il est brisé sans qu'aucun autre os soit intéressé dans la lésion, permettre l'excision, alors que sans elle l'amputation serait nécessaire. Sauf cette exception, les blessures du tarse par une arme à feu, bien qu'autorisant quelquefois des essais de chirurgie *conservatrice*, justifient rarement des tentatives de cette nature.

PETITES ARTICULATIONS DE LA MAIN ET DU PIED.

Les lésions des articulations métacarpo- ou métatarso-phalangiennes et phalangiennes des doigts et des orteils laissent rarement le choix entre l'excision et l'amputation, sauf les cas de luxation composée. On ne rencontre cette luxation que dans l'articulation métatarso-phalangienne du gros orteil. A cet endroit et au pouce, l'excision constitue un mode de traitement préférable à la simple réduction, et évite la grave inflammation et la suppuration qui, presque toujours, suivent l'accident.

Dans l'excision des articulations des doigts, il faut avoir présent à l'esprit que c'est dans les articulations métacarpo-phalangiennes ou dans celles des phalanges les plus voisines que la conservation du

mouvement est la plus importante. Car, si ces phalanges étaient roides, les mouvements des phalanges
éloignées, quelque faciles qu'ils pussent être, ne
seraient d'aucune utilité ; tandis que si les premières
peuvent obéir à l'action de la volonté, le doigt sera
très-utile, alors même qu'il n'y aurait que très-peu
de mobilité dans les dernières. Un doigt roide et
droit est toujours embarassant, et les patients eux-
mêmes finissent souvent par en demander l'amputation.

Au pied, l'ankylose et le raccourcissement, les
escharres et les saillies que laisse l'excision, causent
de la gêne et de la douleur lorsque le sujet porte un
soulier ; et quoiqu'une large surface soit nécessaire
pour supporter le poids du corps, et qu'une certaine
longueur du pied facilite la marche, la perte d'un
orteil sera mieux supportée que la pression ou une
cicatrice irrégulière et sensible.

L'excision des grandes articulations ne doit jamais
se faire sur le champ de bataille, ou dans des conditions qui exigeront le transport immédiat du blessé.
Ce n'est que dans les hôpitaux fixes, ou bien lorsque le malade peut être laissé en arrière, que l'on
doit la tenter. On peut quelquefois faire exception à
cette règle pour les excisions de l'extrémité supérieure ; mais, même dans celles-ci, à moins qu'il ne
se soit écoulé un temps considérable depuis l'opération, le transport du patient ne saurait manquer

de causer le déplacement des parties, l'inflammation de la blessure, les abcès et les troubles constitutionnels qui en résultent, et peut-être des accidents plus graves : la pyohémie, la myélite, la nécrose, etc. Les malades qui ont subi l'excision doivent cependant toujours être transférés, dès que faire
se peut, des ambulances aux hôpitaux généraux, où
ils pourront rester sans être dérangés jusqu'à ce que
la guérison ait eu lieu.

L'heureux résultat d'une excision dépend d'une
surveillance continuelle de la part du chirurgien ;
sa patience et son esprit d'invention sont continuellement sollicités par les nécessités des appareils,
par les modifications diverses qu'ils exigent ; il lui
faut juger s'il doit maintenir le repos absolu, lorsqu'il veut obtenir l'ankylose, ou décider le moment
où il devra commencer les mouvements passifs, la
fréquence avec laquelle il doit les faire, et le degré
de persévérance avec laquelle il devra les continuer
lorsque les symptômes locaux auront diminué.

On ne doit pas espérer de résultats utiles avant
un an, à partir du moment de l'excision. Les soldats
pourront quelquefois reprendre un service modifié,
dans une période moindre que celle-ci, après l'excision de la tête de l'humérus ou du coude, mais on
ne peut attendre qu'une lente convalescence. Les
hommes soumis à ces opérations doivent donc être
considérés comme étant pour toujours invalides.

En présence du long séjour à l'hôpital et de la suppuration prolongée, on doit se rappeler, dès le début, qu'un malade peut guérir d'une amputation primaire, tandis qu'il ne survivra pas à une amputation secondaire exigée par la non-réussite d'une excision faite mal à propos.

DOULEUR ET ANESTHÉSIE

PAR

ALFRED STILLÉ

DOULEUR ET ANESTHÉSIE

L'un des plus grands progrès de la chirurgie moderne est, sans contredit, l'introduction de l'anesthésie. En nous permettant de mettre l'organisme dans un état tel, que les opérations les plus douloureuses puissent être exécutées sans que le patient en ait conscience, elle préserve l'homme de ce qu'il craint le plus, — de la douleur, plus généralement redoutée que la mort même. C'est, en effet, par suite de cette aversion instinctive pour la douleur, que celui qui cherche la mort dans le suicide choisit, le plus souvent, le moyen qui lui semble devoir lui causer le moins de souffrance.

La douleur abaisse les plus orgueilleux et subjugue les plus forts. Elle fut le grand agent de l'inquisition, parce qu'elle pouvait, mieux que la mort, arracher des aveux. Ce fut la douleur qui fit verser des larmes à César.

J'ai vu les hommes les plus vaillants, les plus héroïques, pleurer comme des enfants, au milieu des tortures d'une névralgie. Ainsi qu'une puissante machine, lorsque le mécanicien touche un petit ressort, développe immédiatement sa puissance, et dévore l'espace en poussant des cris aigus et vomissant des flammes, — de même le héros de cent batailles, chez lequel un simple filet nerveux vient à être comprimé, est aussitôt saisi de spasmes terribles et fait d'énergiques efforts pour échapper à d'insupportables tourments. Nous avons donc, pour employer l'anesthésie, cette première raison :

Prévenir la douleur est un acte d'humanité. — Nul homme civilisé, chrétien ou non, ne fera souffrir sans nécessité une créature. C'est par une sorte d'humanité que les Athéniens firent mourir Socrate au moyen d'un narcotique, que les Romains donnaient du vin empoisonné aux malfaiteurs pendant la crucification. La guillotine elle-même a été conçue dans un sentiment d'humanité. Seuls, les sauvages font subir à leurs victimes les horreurs de la torture. Je ne pense pas qu'il y ait à notre époque un chirurgien qui imposât volontairement une douleur inutile à celui qu'il opère, après avoir suffisamment expérimenté les moyens de l'en préserver pour pouvoir les employer avec confiance.

En outre, *la douleur est sans utilité pour le malade ;* Galien l'a dit il y a des siècles, et les discussions récentes soulevées par la question d'anesthésie l'ont surabondamment prouvé. S'il est encore quelques médecins qui pensent que la douleur peut avoir une utilité mystérieuse, et qu'il serait dangereux de la supprimer, nous devons nous rappeler que le sentiment général des hommes de l'art, d'accord avec celui de l'humanité entière, a complétement repoussé cette opinion. Les tortures que font souffrir le mal de dents, les tranchées, les coliques violentes, ne produisent aucun bien pour les patients ; l'expérience prouve, au contraire, que la première chose à faire dans ces cas est de calmer la douleur.

Lorsque la douleur produite par une opération chirurgicale ou par un accident quelconque est excessive, l'épuisement est plus considérable, la réaction se produit plus lentement, la guérison est retardée, la tendance à la prostration est plus grande. Les ignorants ont longtemps employé contre les phlegmons les applications irritantes et les emplâtres stimulants ; — le chirurgien instruit préfère les cataplasmes adoucissants et les lotions sédatives.

Mais il y a plus : *la douleur est positivement nuisible au malade.* Si elle est très-aiguë et se prolonge longtemps, elle suffit à elle seule pour amener la mort. Le collapsus qui suit les blessures graves, dans lesquelles il n'y a qu'une faible perte de sang, doit être entièrement attribué à la douleur. Lorsque la mort survient dans ces cas, sans qu'il y ait réaction, elle est l'effet direct de la douleur.

Ambroise Paré, le père de la chirurgie moderne, dit, en parlant de la douleur, que « rien n'abat autant les forces du malade. » — « La douleur seule, dit Gooch, peut détruire les forces vitales. » Mon ami, M. Travers, remarque « que la douleur, à un certain degré d'intensité et de durée, est par elle-même mortelle. » Comme tout autre chirurgien, je suis constamment témoin de blessures dans lesquelles la mort résulte seulement de l'ébranlement nerveux.

A l'appui de ce fait, nous pouvons mentionner, en passant, la statistique des amputations, faite par le professeur Simpson, d'Édimbourg. Il est inutile de la citer tout au long, mais il résulte des chiffres qu'elle contient que, dans toutes les opérations chirurgicales sérieuses, la préservation de la douleur, par l'emploi des anesthésiques, non-seulement procure un soulagement immédiat, mais aussi donne des chances de guérison plus grandes, car le chiffre de la mortalité dans ces cas est évidemment moins élevé. Nous voyons donc que la douleur a pour effet direct la dépression des forces vitales.

Si nous recherchons la cause de ce fait, nous la trouvons dans cette loi physiologique, *que le système vasculaire est sous la dépendance du système ner-*

veux ; et le collapsus qui accompagne les blessures graves a son origine dans le système nerveux. Le collapsus est une précaution que prend la nature pour protéger les centres nerveux contre des chocs qu'ils ne pourraient supporter ; elle indique ainsi elle-même l'emploi des anesthésiques. C'est probablement pour obéir à cette indication que John Hunter, ingénieux et grand jusque dans ses erreurs, a conseillé l'amputation avant que la réaction ne se produise. Il voulait ainsi éviter l'ébranlement nerveux.

Dans le collapsus, le retour de l'action nerveuse précède le rétablissement de la circulation. En admettant que les forces qui produisent la circulation du sang soient dues à des actions chimiques, nous devons cependant reconnaître que le courant est contrôlé et dirigé par l'influence nerveuse. L'opération la plus sérieuse, faite pendant l'anesthésie, produit peu ou point d'effet sur le pouls, parce que les centres nerveux reçoivent peu ou point d'impression.

Quelle que soit donc la nécessité physiologique de la douleur, bien qu'elle puisse avoir pour effet, dans l'économie animale, de prévenir une lésion et de détourner un danger, nous n'avons à examiner ici la question qu'au point de vue thérapeutique, et nous affirmons que la douleur est toujours nuisible. Comment doit-on la prévenir? Évidemment par tous les moyens qui produiront un effet moins nuisible qu'elle. Nous n'avons point besoin de posséder un agent tout à fait inoffensif ; si le mauvais effet des moyens employés est moindre que celui de la douleur qu'ils préviennent, nous sommes autorisés à les employer.

Un examen attentif de ces doctrines nous montrera qu'elles ne sont pas précisément nouvelles. Les principes sur lesquels elles reposent sont depuis longtemps reconnus *dans l'emploi des narcotiques*. Avant l'introduction de l'anesthésie, j'avais l'habitude d'administrer largement les opiacés avant et après mes opérations ; et aujourd'hui, après plus de cinquante années d'expérience, j'ai encore pleine confiance en leur efficacité pour soulager la douleur après les opérations ; l'état du patient est ainsi amélioré, et l'inflammation favorablement modifiée. Dans le traitement de certaines affections douloureuses, telles que la fièvre puerpérale ou la péritonite, l'*opium* est reconnu, non-seulement comme un palliatif, mais comme un curatif direct. Richter l'appelait « le grand remède antiphlogistique. »

L'opium a toujours été plus largement employé par les chirurgiens des États-Unis que par ceux d'Europe, et j'attribue en grande partie à cette cause l'infériorité du chiffre de la mortalité chez nous, après les opérations. L'opium et ses préparations sont les seuls anodins qui soient bien appropriés aux usages chirurgicaux. Aucun de ses succédanés ne mérite notre confiance.

Lorsque l'on doit employer le chloroforme ou l'éther, il n'est pas bon de donner un opiacé avant l'opération; car on augmenterait ainsi la tendance au vomissement, que tout chirurgien expérimenté doit avoir en vue d'éviter. Lorsque l'organisme est sous l'influence de la secousse produite par une blessure récente et grave, les forces vitales sont suspendues, et les efforts du vomissement peuvent conduire à une issue défavorable. Si le patient vomit pendant le collapsus, il peut mourir.

Cependant, dans les cas de bec de lièvre et dans les opérations qui ont pour siége la bouche, les mâchoires et le nez, l'inhalation étant alors impraticable, nous sommes souvent obligés d'avoir, comme autrefois, recours aux narcotiques pour prévenir ou affaiblir la douleur.

Après les opérations, on doit employer les opiacés proportionnellement à la force de la douleur, sans se préoccuper de la quantité que l'on en donne. Le seul effet nuisible que pourraient produire des doses trop élevées serait, quelques heures après, une légère irritabilité de l'estomac. La constipation qu'ils produisent n'a aucune importance thérapeutique dans les cas de cette nature, et n'augmenterait nullement l'inflammation locale consécutive.

Les stimulants alcooliques exercent aussi un

pouvoir anesthésique limité. On sait que souvent des hommes en état complet d'ivresse n'ont pas conscience des blessures qu'ils reçoivent. Quelques chirurgiens avaient autrefois pour coutume d'engourdir la sensibilité du patient, et quelquefois aussi la leur même, par les spiritueux. Mais on ne peut, tout au plus, obtenir ainsi qu'une anesthésie très-imparfaite, et les alcooliques sont encore plus propres à troubler l'estomac que l'opium. Je me rappelle un cas d'amputation de la cuisse qui s'est présenté dans ma pratique, il y a quelques années; malgré des avis répétés, mon aide fit prendre au patient assez d'eau-de-vie pour produire le vomissement; la réaction fut suspendue, et il s'ensuivit un résultat fatal. L'articulation du genou avait été gravement atteinte par un boulet; la mort arriva le troisième jour, avant que le collapsus fût suffisamment dissipé.

Nous n'avons parlé de l'opium et de l'alcool que pour montrer la vérité des principes de l'anesthésie. Ce ne sont point, du reste, des agents dont on puisse se servir pour la produire. Pour arriver avec eux à une grande insensibilité il faudrait les employer en quantité telle et pendant si longtemps, que le système nerveux ne manquerait pas d'en souffrir considérablement. Il faudrait des jours entiers pour dissiper l'effet narcotique qu'ils auraient produit. Ces agents ne sauraient donc être comparés aux inhalations.

L'étendue de la surface pulmonaire, la facilité
avec laquelle les agents aériformes peuvent être in-
troduits dans la circulation par les voies respiratoires, leur efficacité complète et leur prompte
évacuation par la respiration, — tout cela indique
clairement que c'est par les poumons, et non par
l'estomac, que l'on doit introduire les agents convenables pour produire l'insensibilité. Il reste maintenant à savoir si ces avantages sont sans danger pour
le malade. Or il s'est écoulé un temps assez long
pour que nous puissions répondre : *Non, les anesthésiques, convenablement employés, n'offrent aucun
danger.*

Lors de mon dernier voyage en Europe, il y a environ dix ans, le professeur Simpson avait déjà fait
respirer le chloroforme à plus de 8,000 personnes,
sans qu'il se fût présenté un seul résultat fatal ; il
n'est pas douteux que ce nombre ait au moins doublé
depuis. Dans la guerre de Crimée, le chloroforme était
ordinairement et fréquemment employé. Baudens
parle de milliers de cas dans lesquels son emploi n'a-
vait été suivi d'aucun accident, et Macleod rapporte
plus de 20,000 cas, sur lesquels un seul a été fatal.
Alors même que cet agent est employé sans aucun soin
et par des ignorants, il présente moins de danger qu'on
ne le croit généralement. A mon dernier voyage à
Paris, je l'ai vu employer continuellement, largement,
sans aucun soin, sans précaution aucune pour diluer

la vapeur, je dirai même que le moyen était grossier,
— on attachait sur la bouche et le nez du patient
une espèce de sac, — et cependant je n'ai entendu
parler d'aucun cas d'asphyxie. Le chloroforme et
l'éther sont constamment employés, dans notre ville,
(New-York) dans les hôpitaux et les établissements
publics, aussi bien que dans la pratique particulière,
sans que l'on ait égard à la quantité où à l'intensité
de la vapeur, et néanmoins il n'est arrivé que très-
peu d'accidents. Dans ma propre pratique, je n'ai jamais vu un cas de mort résulter de leur emploi [1].

Mais il y a encore une raison, qu'il ne faut pas oublier, pour l'emploi des anesthésiques. C'est que
l'*insensibilité du patient est très-convenable pour le
chirurgien.*

Combien de fois, en faisant une opération dans
quelque blessure profonde, sur le trajet de quelque
grand vaisseau, dont les minces parois se gonflaient
par secousses sous l'action du courant sanguin, —
combien de fois, dis-je, n'ai-je pas craint qu'un
mouvement du patient ne fît dévier le couteau, et
me transformât en bourreau involontaire, en faisant
mourir l'opéré sous mes yeux de la mort la plus
triste ! S'il avait été insensible, je n'aurais éprouvé
aucune inquiétude.

L'emploi des anesthésiques supprime aussi les

[1] Le chloroforme et l'éther ont été considérablement employés
pendant la rébellion, avec les meilleurs résultats.

cris de douleur du malade ; de sorte que l'opérateur n'a pas à la fois à surveiller et encourager ses aides, et à se fortifier lui-même pour l'exécution d'une tâche désagréable.

Cette découverte a donc non-seulement dépouillé la chirurgie de ses plus grandes horreurs, elle a aussi considérablement augmenté la facilité et la sûreté des opérations ; le *domaine chirurgical s'est donc agrandi*.

L'opérateur se sent maintenant à l'aise pour enlever les tumeurs qui ont des rapports compliqués avec les organes voisins. Il peut prendre le temps nécessaire pour les disséquer soigneusement. Il fait des opérations douloureuses, chez les enfants, sans avoir à craindre les convulsions ; et les personnes nerveuses et timides sont si bien protégées contre l'ébranlement nerveux, qu'il peut librement porter le couteau partout où la science et les forces humaines le permettent.

Mais le présent travail n'a pas seulement pour but de montrer les bienfaits de l'insensibilité à la douleur ; nous nous proposons aussi d'y donner quelques instructions claires et pratiques sur l'emploi des anesthésiques.

MODE D'EMPLOI DES ANESTHÉSIQUES. — Parmi ces agents, il n'en est jusqu'à présent que deux, l'*éther* et le *chloroforme*, qui méritent notre considération. J'ai toujours préféré le chloroforme, parce qu'il est

plus actif. On a pensé que l'éther est moins dangereux entre les mains des personnes sans expérience ;
mais ce n'est évidemment pas une raison pour que
les chirurgiens expérimentés se bornent à l'emploi
de l'agent le plus faible et le moins convenable.
L'éther produit plus lentement l'anesthésie ; il est
plus dense, et, dans quelques cas, ne donne pas
l'effet désiré. J'ai cependant l'habitude d'employer
les deux, en commençant par l'éther, et me servant
ensuite du chloroforme si l'insensiblité tarde à se
produire.

*Il vaut mieux n'employer aucun appareil spécial
pour l'inhalation.* On n'a besoin que de verser le
liquide sur un mouchoir, qui sera simplement
froissé entre les mains, mais non plié, pour ne pas
gêner la respiration. Si on se sert de l'éther, la
quantité importe peu ; il faut ordinairement de deux
à quatre onces pour un adulte ; la seule précaution
à prendre consiste à le faire respirer assez lentement pour ne pas exciter la toux. Si l'on emploie le
chloroforme, il en faut moins ; il suffit en général
de quatre à douze grammes. Mais on doit avoir soin
de faire en sorte que la vapeur se mêle suffisamment à l'air atmosphérique.

*Pendant l'inhalation, le patient devra toujours
être dans la position horizontale.* Il faut se rappeler
que la vapeur du chloroforme est extrêmement
lourde ; sa pesanteur spécifique est égale à quatre

fois celle de l'air ; de plus, elle a peu de tendance à
se répandre. L'acide carbonique, qui ne pèse qu'une
fois et demie plus que l'air, peut se verser comme
de l'eau, d'un vase dans un autre. Par conséquent,
en raison de son poids, la vapeur du chloroforme
passe plus promptement dans les poumons lorsque
le malade est couché. D'autre part, si, par une raison quelconque, nous voulons délivrer rapidement
les poumons de sa présence, cette position est aussi
la plus favorable.

On sait maintenant que la circulation dans les
poumons est due à l'action de l'oxygène de l'air sur
les éléments carbonisés du sang. Dans les cas où la
mort est survenue pendant l'inhalation, ce résultat
doit être attribué plutôt à l'absence d'oxygène dans
les poumons qu'à la présence du chloroforme dans
le sang.

Les vapeurs anesthésiques ne sont pas vénéneuses
par elles-mêmes ; mais lorsque l'ignorance ou la
négligence préside à leur inhalation, elles arrêtent
la circulation dans les capillaires des poumons,
comme le feraient l'azote ou l'hydrogène, par privation d'oxygène. Il suit de là que dans l'asphyxie
résultant de leur emploi, nous devons nous efforcer
de rétablir la respiration par les moyens artificiels.
On ouvre les fenêtres, on jette de l'eau froide au
visage pour provoquer des mouvements respiratoires
convulsifs ; on tourne le patient sur le côté pour

diminuer l'effet de la pesanteur des vapeurs, et l'on fait respirer artificiellement en comprimant les côtes, d'après la méthode du docteur Marshall Hall. Lorsque la vapeur est suffisamment mélangée à l'air atmosphérique dans les poumons, la circulation et la respiration se rétablissent. C'est pour ces raisons que M. Macleod, en Crimée, administrait toujours le chloroforme en plein air.

Nous voyons donc que *l'administration trop rapide des vapeurs anesthésiques peut causer l'asphyxie ;* mais, d'un autre côté, leur inhalation trop lente incommode le chirurgien et prolonge d'une manière fâcheuse la période d'excitation. Il faudra aussi, dans ce dernier cas, une plus grande quantité de l'agent anesthésique, et l'action spasmodique de la glotte aura plus de chances de se produire.

Le professeur Simpson dit qu'il suffit d'une ou deux minutes pour amener l'insensibilité ; mais, aux États-Unis, on prend un peu plus de temps, de trois à cinq minutes environ.

On reconnaît que l'anesthésique a produit tout l'effet désirable, à la respiration sonore, ou même stertoreuse, qui, bien que sérieuse en apparence, est sans importance aucune. En général, le pouls est peu modifié ; dans plusieurs cas, cependant, sa fréquence et sa force sont quelque peu diminuées ; et pourtant je l'ai vu, quand la vapeur était inhalée trop rapidement, s'arrêter tout d'un coup, pour

reprendre son mouvement ordinaire lorsque l'effet
de la vapeur était passé.

Il est un autre fait pratique, relatif à l'emploi des
inhalations, que je ne me rappelle pas avoir vu mentionner. C'est que, *si le patient vomit, l'effet anesthésique se dissipe immédiatement.* Comme il est
probable qu'il vomira si l'estomac est plein, on ne
devra pas lui faire prendre de nourriture quelques
heures avant l'inhalation.

Dans les opérations où la bouche se remplit de
sang, je craignais autrefois que le malade n'étouf-
fât; mais l'observation montre que, pendant l'anesthésie, la déglutition a lieu par une action nerveuse
réflexe, de la même manière que les contractions
utérines se produisent malgré l'usage des anesthésiques.

L'année dernière, le professeur Simpson, d'Édimbourg, a recommandé un nouveau moyen d'assurer
le mélange de la quantité convenable d'air. Ce
moyen consiste à étendre sur le visage du malade
un mouchoir déployé, et à laisser tomber le liquide
goutte à goutte vers la bouche et le nez. Cette méthode exige, dit-on, une quantité de liquide moins
grande que celle que l'on emploie d'ordinaire ;
mais, d'après mon expérience personnelle, je crain-
drais l'irritation de la peau, qui peut se présenter
même en employant le chloroforme et l'éther d'a-
près la méthode ordinaire. Pour prévenir cette irri-

tation, j'ai l'habitude d'appliquer, avant l'inhalation, un peu d'huile d'olive autour de la bouche et
des narines. On doit aussi prendre soin d'empêcher
la vapeur d'agir sur les yeux.

J'ai l'habitude d'employer dans ma pratique le
chloroforme écossais de la maison Duncan Flockhart
et Comp. d'Édimbourg ; je me suis également
servi de celui du docteur Squibb, de Brooklyn, et je
recommande avec plaisir ce dernier pour sa pureté.

Pour toutes les raisons que je viens d'exposer, je
voudrais appeler l'attention des chirurgiens de l'armée et de la marine sur les avantages qui résulteraient d'un usage plus étendu des anesthésiques dans
la pratique militaire et navale. Je suis convaincu
que si l'on s'attachait, dans un plus grand nombre
de cas, à prévenir la douleur, on sauverait bien des
existences qui sont actuellement perdues par suite
de l'ébranlement du système nerveux ; dans les cas
graves, les chances de guérison sont plus nombreuses, et l'inflammation consécutive est moins
forte lorsqu'on a fait usage des anesthésiques.

Cette conviction n'est pas de date récente. J'ai
toujours considéré comme une chose si importante
et si désirable de préserver de la douleur des opérations, que, dix ans avant l'introduction de l'anesthésie, je prêtais avec patience et attention l'oreille
aux prétentions du magnétisme animal. J'ai vu avec
un véritable regret, je l'avoue, que, dans des épreu-

ves sérieuses, les partisans les plus zélés du magnétisme étaient obligés d'avouer son impuissance.
Depuis l'application des anesthésiques, j'ai soigneusement expérimenté plusieurs agents, tel que le
protoxyde d'azote, mais je n'en ai trouvé aucun qui
puisse soutenir la comparaison avec le chloroforme
ou l'éther.

Il me sera permis de dire, en terminant, que ces
quelques réflexions ont été faites à intervalles déro-
bés à des occupations pressantes, à une époque de la
vie où la plupart des hommes désirent le repos. J'en
fais hommage à la cause de la nationalité améri-
caine ; c'est l'offrande d'un vieux chirurgien sur
l'autel de la patrie. Le glorieux drapeau de l'Union
m'a souvent abrité sous ses plis sur la terre étran-
gère, et je me croirai amplement récompensé si ces
lignes peuvent contribuer à préserver de la souffrance les nobles soldats qui servent aujourd'hui sous
la bannière de mon pays.

FIN.

TABLE DES MATIÈRES

PARIS. — IMP. SIMON RAÇON ET COMP., RUE D'ERFURTH 1.

9 782019 253981